"你应该知道的医学常识"大型医学知识普及系列

总主编　舒志军
　　　　周　铭
主　编　张启发

明明白白看
前列腺疾病

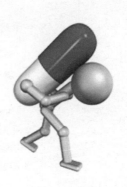

科学出版社
北　京

内 容 简 介

　　前列腺疾病是泌尿外科的常见疾病。本书选取了前列腺增生、前列腺癌、前列腺炎3种主要前列腺疾病，每种疾病均以一临床常见病例引入，通过对此病例的剖析引出疾病的相关知识。本书对前列腺疾病的检查与诊断、治疗、预后与处理做了全面的介绍，涵盖了前列腺疾病治疗方面的研究进展。

　　本书内容丰富，文字深入浅出，适合广大前列腺疾病患者及家属阅读，也可供临床医护人员、医学生参考使用。

图书在版编目（CIP）数据

明明白白看前列腺疾病 / 张启发主编. —北京：
科学出版社，2017.8
（"你应该知道的医学常识"大型医学知识普及系列）
ISBN 978-7-03-052704-2

Ⅰ. ①明…　Ⅱ. ①张…　Ⅲ. ①前列腺疾病−诊疗
Ⅳ. ①R697

中国版本图书馆CIP数据核字（2017）第099639号

责任编辑：闵　捷
责任印制：谭宏宇 / 封面设计：殷　靓

斜 学 出 版 社 出版
北京东黄城根北街 16 号
邮政编码：100717
http: // www. sciencep. com
南京展望文化发展有限公司排版
上海叶大印务发展有限公司印刷
科学出版社发行　各地新华书店经销
*
2017 年 8 月第　一　版　　开本：A5（890×1240）
2017 年 8 月第一次印刷　　印张：3
字数：75 000
定价：20.00 元
（如有印装质量问题，我社负责调换）

《明明白白看前列腺疾病》
编委会

主 编
张启发

副主编
刘剑新

编 委
（按姓氏笔画排序）

田长海　刘　旺　刘剑新　张　勇
张启发　韩孝洲

丛书序

我院的中西医结合工作开始于20世纪50年代,兴旺于60年代,发展于80年代,初成于90年代,1994年我院正式被上海市卫生局命名为"上海市中西医结合医院"。如今,上海市中西医结合医院已发展成为一所具有明显特色的三级甲等中西医结合医院、上海中医药大学附属医院。从上海公共租界工部局巡捕医院开始,到如今"精、融、创、和"医院精神的秉持,八十几载传承中,中西医结合人始终将"业贯中西、博采众长、特色创新、精诚奉献"的理念作为自己的服务宗旨。

提倡中西医并重、弘扬中西医文化、普及中医药知识一直是中西医结合人不懈努力的内容,科普读物的编写也是这一内容的重要组成部分。医学科普读物是拉近医护工作者和患者距离的有力工具,通过深入浅出、平实易懂的文字,能够让人们更好地了解医学、理解医生,也能使医生和患者之间的沟通更加顺畅。

本院相关科室医护工作者积极编写了"你应该知道的医学常识"大型医学知识普及系列,通过临床鲜活的病例介绍和医生丰富的经验记录,强调突出中西医结合诊断及治疗特色,着眼于人们的实际需求,为人们提供更具参考性、更为通俗易懂的医学知识,提高人们对医学科学知识的了解。此次"你应该知道的医学常识"大型医学知识普及系列的编写，也是我院在常见病患者及普通人群健康管理方面所做的一次努力。

　　我相信，对于患者、健康关注者还是临床医护人员，这都是一套值得阅读的好书！

上海中医药大学附属上海市中西医结合医院院长

2016 年 11 月

前　言

随着人民生活水平的不断提高、平均寿命的不断延长，前列腺疾病患者逐渐增多。由于工作压力等方面的原因，年轻人中前列腺炎患者及老年前列腺增生和前列腺癌患者也在不断增多。同时，人们对了解前列腺疾病知识的需求日渐增加。在泌尿外科门诊中，前列腺疾病患者占50%以上，编者遇到不计其数的患者，他们因缺乏前列腺疾病知识而延误病情，错过了治疗时机，从而给自己增加了莫大痛苦。作为临床医生，编者深深地意识到普及前列腺疾病相关知识的紧迫性和重要性。

前列腺疾病的相关知识涉及面很广，其中很多知识又太专业，为了使患者及家属能真正理解前列腺疾病发生的检查与诊断、治疗、预后与处理，编者结合临床工作经验，将广大前列腺疾病患者普遍关注而又很难以三言两语解释清楚的问题进行归纳整理，以较为通俗易懂的语言编写本书，将其奉献给广大患者，希望帮助患者及家属解决问题。

本书以前列腺增生、前列腺癌、前列腺炎3种疾病的经典病例为例，对病例进行剖析，结合临床常见问题以一问一答的方式进行解答。患者可以按从头到尾的顺序阅读，也可以针对自身情况，参考每个问题选择性阅读。每个问题的解答尽可能简述或详述，编者尽量加以标注，便于读者对某一个问题进行深入的理解。

由于水平有限，书中难免存在不足之处，恳请广大读者和专家们批评指正。

在本书中编者引用了不少国内外专业书籍、期刊资料、数据图表等，在此特向有关作者表示感谢。

主编

2017 年 3 月

目 录

第一章　前列腺简介

第一节　前列腺概述

前列腺是男性特有的器官，居住于男性隐秘的会阴部，个头比较小，有点像栗子的形状，大小约20 cm³。别看它小，但功能很强大；当然，生起病来制造麻烦也不小。前列腺属于男性生殖系统，是该系统的重要组成部分。

男性生殖系统包括：睾丸、附睾、输精管、精囊腺、前列腺和阴茎（图1-1）。

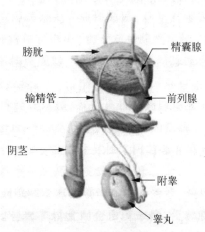

图1-1　男性生殖系统解剖图

1. **睾丸** 位于阴囊内，左右各一个，其主要功能有：分泌雄性激素，维持男性性征；生成精子，完成人类繁衍。

2. **附睾** 位于睾丸背面，在阴囊外面能摸到的两条柔软组织；其功能是储存精子，为睾丸平时产生的精子提供一个"温室"容其居留。当性高潮到来时，由于肌肉收缩，附睾中精子就排入输精管。

3. **输精管** 两侧输精管分别自附睾离开后进入盆腔，在膀胱后面进入精囊腺，与精囊管汇合成射精管。

4. **精囊腺** 精囊腺就像两串葡萄倒挂在膀胱后壁上，"葡萄"的梗便是精囊管。精囊腺具有分泌功能，精囊腺分泌物是一种白色或淡黄色的黏性液体，人射出的精液70%来自精囊腺。射精管穿过前列腺，最终开口于精阜（位于前列腺部尿道，在膀胱镜检查时医生在报告书上往往会写到）。射精时精子和精囊液就是从这个开口进入尿道，和前列腺液混合随精液排出体外。

5. **前列腺** 位于尿道的周围，尿道与前列腺关系就像一根"管子"（尿道）从"橘子"（前列腺）中间穿过；在整个尿道中此部分称为前列腺部尿道。在性兴奋时，前列腺分泌的前列腺液汇集在前列腺部尿道，等待性高潮射精时精子及精囊液的到来。前列腺的功能目前还没有研究清楚，一般认为前列腺可以分泌前列腺液，为构成精液的组成部分。前列腺液为碱性，可以中和阴道中的酸性分泌物，有利于精子的生存和活动；另外，前列腺液内含有多种蛋白水解酶，可以使凝固的精液重新液化，有利于受精。

6. **阴茎** 既是男性生殖系统器官，也是泌尿系统器官，具有排尿和性交的作用。阴茎由神经、血管、肌肉组成，在性兴奋时，阴茎的小静脉受神经支配而关闭，由动脉进入阴茎的血液回流受限，从而使阴茎充血、膨胀，使阴茎勃起。支配阴茎的细小神经是来源于紧贴前列腺后外侧的阴部神经，因此，在前列腺手术时往往会损伤这些神经，导致术后勃起功能障碍（阳痿）。

以上介绍了男性生殖系统的组成及功能，了解到前列腺是男性身体的一个器官。前列腺是一个内在器官，在膀胱下端，体表是摸不到的；但它紧贴在直肠的前面，因此，可以经直肠触及前列腺。正因为经直肠可触及，医生可以将手指插入直肠检查前列腺［即直肠指诊（DRE）］，或者将超声探头伸入直肠检查［即经直肠超声检查（TRUS）］或在超声指引下对前列腺穿刺活检（即经直肠前列腺穿刺活检）。

第二节　前列腺的生长过程

　　前列腺的生长发育受雄性激素控制，从青春期到20岁，前列腺重量从5 g增长到20 g；20～40岁，前列腺体积变化不大（除非发生前列腺炎）；40岁以后前列腺又继续增大起来；并且随着年龄的增长前列腺也不断增生（或称为肥大）。因此，前列腺增生是一种随年龄增长的正常增生现象，也称为良性前列腺增生（BPH）；当然，还有一种前列腺异常增生，也就是前列腺癌。

第二章 前列腺增生

▲

第一节 经典病例

·概述·

患者陆某,69岁。7年前因夜尿增多、尿线变细,诊断为"前列腺增生",一直不规律地口服坦洛新、非那雄胺。3年前无明显诱因下出现排尿不畅症状,尿频、尿线细、夜尿逐渐增至3~4次。3月16日患者自述感冒后出现排尿困难,急诊予以留置导尿处理。3天后拔出导尿管,仍有排尿不畅、滴淋不尽,口服坦洛新、非那雄胺症状没有明显好转。3月23日患者上述症状逐渐加重,并伴有膀胱区胀痛不适,来我院就诊,查超声示:残余尿380 mL,尿常规示:白细胞(++),后住院治疗。

·检查·

1. 体格检查 双侧肋脊角对称,局部无压痛和叩击痛,双肾未触及;双侧输尿管走行区无压痛及肿块,耻骨上膀胱区膨隆,叩诊呈浊音。双睾丸、附睾不肿大、无触痛。直肠指诊:前列腺Ⅲ度增生,质地韧,表面光滑,无压痛,中间沟平,肛门括约肌无明显松弛。

2. 实验室检查及其他辅助检查

(1)血液检查:总前列腺特异性抗原(t-PSA)(3.450 ng/mL),游离前列腺特异性抗原(f-PSA)(1.070 ng/mL),f-PSA/T-PSA(0.31),糖类抗原(CA19-9)(16.57 U/mL)。

(2)泌尿系统超声:左肾囊肿,右侧肾脏未见明显异常,膀胱结石,前列腺增生,慢性前列腺炎,膀胱内残余尿180 mL,肝脏、胆囊、胰腺、脾脏未见明显异常。

（3）尿动力学检查：膀胱出口梗阻。

·**诊断**·

1. 初步诊断　尿潴留，前列腺增生。

2. 确定诊断　前列腺增生，膀胱结石，尿潴留。

·**治疗**·

1. 治疗方法　手术治疗。

2. 治疗经过　患者入院后完善各项检查，有手术指证，无手术禁忌，遂在腰麻下行膀胱结石钬激光碎石及经尿道前列腺等离子电切术。

·**结果**·

治愈。

·**预后**·

1. 预后预期　患者预后良好。

2. 随访意见　出院后3个月复查血液检查，了解排尿情况。

3. 随访结果　术后3个月患者排尿顺畅，尿线粗，尿色清。

4. 家庭护理指导

（1）注意保暖，避免感冒咳嗽，适量活动，注意休息。

（2）多饮水，饮食上注意多吃易消化、含纤维多的食物，保持大便通畅，必要时可给予缓泻剂或开塞露纳肛。

（3）1个月内避免剧烈活动，如跑步、抬重物、性生活等，3个月内勿骑自行车，预防继发性出血。

（4）不能久坐，不能坐沙发，应坐硬板凳，防止前列腺窝淤血。

（5）如有漏尿，锻炼肛提肌，以尽快恢复尿道括约肌功能，方法：吸气时缩肛，呼气时放松肛门，每天2～3次，每次15～20分钟。

第二节　病例剖析

一、前列腺增生概述

·什么是前列腺增生？·

本章第一节经典病例中的患者陆某(以下称"陆先生")7年前因

"夜尿增多、尿线变细"诊断为前列腺增生,3个月前陆先生自述感冒后出现"排尿不畅、滴淋不尽"来就诊,结合既往病历和直肠指诊,诊断为"尿潴留,前列腺增生"。那么,究竟前列腺增生是怎么回事呢?

第一章我们介绍了前列腺生长过程,从中我们得知男性过了40岁前列腺会再次增生,这种增生是组织学的改变,通常是良性的,称良性前列腺增生,在形态上表现为前列腺增大。良性前列腺增生的发病率随年龄的增长而增加,到60岁时大于50%的男性有前列腺增生,80岁时高达83%男性有前列腺增生。与组织学表现相类似,随年龄的增长,良性前列腺增生产生的症状也随之增加,最后出现良性前列腺梗阻(BPO)(图2-1)。

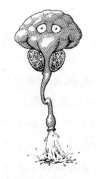 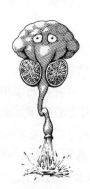 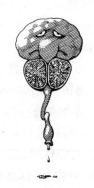

(1) 良性前列腺增生　　(2) 良性前列腺增大　　(3) 良性前列腺梗阻

图2-1　前列腺增生示意图

· 前列腺增生会有哪些症状? ·

陆先生因为尿频、尿线细、夜尿增多等排尿不畅的症状,被诊断为前列腺增生,除了排尿不畅,前列腺增生还有哪些症状呢?

良性前列腺增生是引起中老年男性排尿障碍最为常见的一种良性疾病。随着年龄增长,症状也逐渐增加。前列腺增大会压迫、延长前列腺尿道,出现以膀胱出口梗阻和下尿路症状(LUTS)为主的临床症状。因此,前列腺增生的症状是逐渐出现的。开始在组织增生阶段可能没有任何症状,到前列腺增大到影响尿道排尿就会出现症状。

例如，储尿期症状（如尿频、夜尿增多、尿失禁等），排尿期症状（如排尿踌躇、排尿困难、间断排尿等），前列腺增生到前列腺梗阻阶段就有可能出现排尿后症状（如排尿不尽、尿后滴淋等）。而储尿期症状、排尿期症状、排尿后症状统称下尿路症状。

陆先生7年前开始出现夜尿增多，就是储尿期症状，3个月前出现排尿困难，就是出现了排尿期症状。储尿期症状、排尿期症状具体如下所述。

1. 储尿期症状　储尿期就是指膀胱在排空后到再充盈的时间段。储尿期症状主要有尿频、尿急、夜尿增多及尿失禁。

（1）尿频：是指排尿次数增多，尿频是前列腺增生早期最常见的症状。正常成年人在正常饮水的情况下（2 000～2 500 mL/天），一般为白天排尿次数4～5次，夜间排尿次数（称为夜尿）0～1次，不超过2次。每次尿量为200～300 mL。生理情况下，排尿次数与饮水量多少、气候冷暖、出汗多少等有关。

（2）夜尿增多：夜尿是指夜间排尿次数，即从入睡到晨起期间的排尿次数，入睡前及晨起床后排尿不能算为夜尿次数。每夜超过2次（含2次）就称为夜尿增多。

前列腺增生患者开始表现为夜尿增多，并逐渐增加，严重时会影响睡眠质量。以后白天也出现尿频，随着病情加重出现尿急，即一有尿意就要立刻排尿；严重时，一有尿意，小便就已经不由自主地排出来了，即急迫性尿失禁。

造成尿频、夜尿增多往往有以下原因：

1）膀胱容量的问题。正常人的膀胱容量为300～400 mL。当膀胱内的尿液达到这个容量时，就会产生尿意。前列腺增生患者如果每次排尿时不能把尿液完全排尽，排尿后膀胱内就会残留一些尿液（称为残余尿）。这些残余尿占据了膀胱容量的一部分，当膀胱内再积聚少量的尿液后，患者又会产生尿意。于是，就增加了排尿次数。例如，正常人一次排尿结束，膀胱是空的，假设每小时产生尿液100 mL，那么3小时后等到膀胱再积聚300 mL尿液时才产生尿意。而前列腺增生患者一次排尿结束，膀胱内仍残留了100 mL尿液，假设每小时产生的尿量与正常人一样，那么2小时后就会有尿意。

2）膀胱逼尿肌的敏感性问题。前列腺增生时，排尿阻力增加，膀胱逼尿肌为了克服排尿时的阻力而呈亢进状态，因此敏感性也增加，稍受到一些刺激，就会产生尿意，使排尿次数增加。

3）患者在夜间对尿意的敏感性比白天高。夜深人静时，人对尿液的刺激比白天敏感，因此，稍微有尿意就要小便。另外，在夜间人体副交感神经会兴奋，由此而使膀胱逼尿肌的兴奋性也增高，导致夜间排尿次数增加。再者，夜间人处于平卧位，尿液对膀胱三角区的刺激作用增加，也可以诱发排尿次数增加。

（3）尿失禁：是指尿液不受主观控制而自尿道口点滴溢出或流出。在门诊经常会遇到一些家属抱怨老人在不知不觉中尿湿裤子或被褥，有时不得不用尿湿。因此老人不敢多喝水，身上常常有股尿臊气味，不敢出门上街，更不敢旅游了。若患者发生尿失禁，往往都是前列腺增生发展到了晚期。

2. 排尿期症状　排尿期症状就是指排尿过程中出现的症状，其包括排尿踌躇、排尿困难、间断排尿等。当膀胱有尿意时通过神经系统传输到大脑，大脑对我们所处环境进行判断，条件允许排尿，那么大脑下达命令到膀胱尿道，要求膀胱逼尿肌收缩的同时放松括约肌，膀胱颈部和后尿道开放形成漏斗状，以利于尿液排出。前列腺增生时，增大的前列腺会像拦路石一样堵塞尿道，就如同通道里堆了很多东西，引起排尿困难。

（1）排尿踌躇：排尿踌躇是指有尿意，但又不能马上解出小便，等一段时间才能慢慢解出。这是由于前列腺增生时，前列腺压迫膀胱颈和后尿道，使得逼尿肌和括约肌不协调，逼尿肌收缩了而括约肌还没有松弛，等一段时间，括约肌经过调整后，逐渐开放，才能排出小便。

（2）排尿困难：正常人排尿都是"一泻千里"，一次都能排干净。但前列腺增生时，由于尿道阻力增加，单靠膀胱逼尿肌产生的压力难以克服尿道阻力，或者膀胱逼尿肌长期处于张力状态使得它产生的压力下降，尿液不能被膀胱"挤出来"，这样就出现了排尿困难。

（3）间断排尿：尿不出时就要借助腹部肌肉的收缩的力量来增加膀胱内压力以排出尿液。由于老年人不能持续地腹部用力，排尿过程不能连续，屏一下气尿出一点，停一下又出不来，如此往复，直到自己觉得尿排干净了，这就是间断排尿。

·什么是国际前列腺症状评分表？·

国际前列腺症状评分（I-PSS）表有助于医生和患者自己评估前列腺增生的严重程度（表2-1）。

表2-1　I-PSS表

在最近1个月内，您是否有以下症状？	无	在5次中					症状评分
		少于一次	少于半数	大约半数	多于半数	几乎每次	
（1）是否经常有尿不尽感？	0	1	2	3	4	5	
（2）2次排尿间隔是否经常小于2小时？	0	1	2	3	4	5	
（3）是否曾经有间断性排尿？	0	1	2	3	4	5	
（4）是否有排尿不能等待现象？	0	1	2	3	4	5	
（5）是否有尿线变细现象？	0	1	2	3	4	5	
（6）是否需要用力及使劲才能开始排尿？	0	1	2	3	4	5	
（7）从入睡到早起一般需要起来排尿几次？	没有	1次	2次	3次	4次	5次	
	0	1	2	3	4	5	
症状总评分=							

生活质量指数（QOL）评分表

（8）如果在您今后的生活中始终伴有现在的排尿症状，您认为如何？	高兴	满意	大致满意	还可以	不太满意	苦恼	很糟
生活质量评分（QOL）	0	1	2	3	4	5	6

　　在回答表格中的问题时,应该是回忆由现在往前的一个月内的排尿情况,所有问题都是根据这一个月的症状评分的。例如,第一个问题,是否经常有尿不尽感,是指一个月之前是否刚排完尿又想排尿?如果有,那么在一个月前这种感觉一天发生的频率大概是多少。也就是说,当时如果一天排尿10次,发生排尿不尽感的排尿次数是多于一半还是少于一半,或是更多、更少。

　　自测或医生问卷得出各项评分,然后将每个评分叠加得出症状总评分。总评分范围是0～35分,0分代表无前列腺增生症状,而35分代表症状最严重(表2-2)。

表2-2　I-PSS表评分与前列腺增生症状程度

0～7分	8～18分	19～35分
轻度	中度	重度

　　这把"尺子"有助于医生更加清楚了解前列腺增生患者的排尿情况以及前列腺增生给患者的生活质量带来什么样的影响。这把"尺子"也可以评估治疗效果,如在前列腺增生治疗前及治疗后分别做一次I-PSS,根据总评分在一定程度上就可以判断治疗效果。

　　·陆先生出现的下尿路症状都是由前列腺增生引起的吗?·

　　陆先生夜尿增多、尿线变细、排尿困难等下尿路症状,都是由男性前列腺增生引起的吗?如果不全是,那又会有哪些原因呢?

　　在排尿过程中涉及神经系统作用、膀胱逼尿肌收缩使膀胱产生一定压力、尿道括约肌松弛以及尿道通畅这四个环节,任何一个环节发生障碍都会影响排尿,因此出现排尿症状并不一定就是前列腺疾病。临床中常见以下疾病会引起下尿路症状。

　　1. 神经系统疾病　在排尿过程中,神经系统起到一个"上传下达"的作用,一旦"传""达"过程发生在障碍就会出现排尿问题,如排尿困难、急迫性排尿,甚至有些患者根本无法控制排尿,尿液会不停地从尿道流出,给患者带来巨大的痛苦。由神经系统引起排尿异常称为神经源性膀胱，引起神经源性膀胱的病因很多，如脊髓炎、脊柱外伤、颅内肿瘤及由糖尿病、炎症等导致的周围神经损害。

2. 膀胱疾病　引起排尿症状的膀胱疾病有膀胱炎、膀胱内异物、膀胱结石、膀胱肿瘤等，这些疾病多引起排尿刺激症状，如尿频、尿急、尿痛。膀胱结石往往会突然出现排尿中断，膀胱肿瘤有时会出现血尿。还有一种疾病为膀胱颈挛缩，这是膀胱出口的位置由于各种原因形成瘢痕，使膀胱出口处筑起了一座"大坝"，尿液不能顺利流出，从而造成排尿困难。

3. 尿道疾病　尿道是尿液必经之路，当尿道内出现病变，如尿道结石、息肉、肿瘤、异物，或者尿道腔发生病变如尿道在慢性炎症刺激下也会形成瘢痕，即尿道狭窄，这些病变会限制排尿时尿流速度，从而出现排尿费力。还有些男性患有包茎、包皮口缩窄也会造成排尿困难。

除了以上这些疾病，还有一些内科疾病也会影响到排尿的症状，如慢性心功能衰竭患者经常会出现夜尿增多，这种夜尿增多与前列腺增生引起的夜尿增多不同，前者是尿量增多。

出现下尿路症状并不一定都是前列腺惹的祸，一定要去医院进行相关检查。

· 前列腺增生有哪些并发症？·

前列腺增生没有及时治疗往往可能会出现以下一些并发症。

1. 血尿症状　60岁以上良性前列腺增生患者大多出现肉眼血尿，通常为初始或终末性血尿。其原因为前列腺黏膜上毛细血管充血及小血管扩张并受到增生腺体的牵拉，当膀胱收缩时，会引起血尿。偶有大量血尿，血块可充满膀胱而需紧急处理。膀胱镜检查、金属尿管导尿、急性尿潴留等情况下，导尿时膀胱突然减压，均易引起严重血尿。

2. 泌尿系统感染症状　下尿路梗阻易导致泌尿系统感染。膀胱炎时，可出现尿痛，而且尿急、尿频、排尿困难等症状加重。继发上尿路感染时，出现发热、腰痛和全身中毒症状，肾功能也将受到进一步损害。平时患者虽无尿路感染症状，但尿中可有较多白细胞或尿培养有细菌生长。

3. 膀胱结石症状　下尿路梗阻，特别在有剩余尿时，尿液中小的晶粒在膀胱内停留时间延长，成为核心形成结石。膀胱结石的发生率可达10％以上，不合并感染时为X线阴性的尿酸盐结石。膀胱结石可引起会阴部痛、尿流突然中断，易招致感染。常有或轻或重的血尿，一些患者只诉前列腺增生一般症状而无特殊症状。

4. 肾功能损害症状　部分患者对长期排尿异常并无察觉或不以为意，以致尿路梗阻未能得到及时、合理的治疗。患者就诊时主诉为食欲缺乏、贫血、血压升高或嗜睡和意识迟钝。

5. 其他症状　因膀胱充盈所致的下腹部肿块或肾积水引起的上腹部肿胀；长期依靠增加腹压帮助排尿会引起疝、痔和脱肛。

二、前列腺增生的检查与诊断

· 前列腺增生检查有哪些临床意义？·

根据陆先生的主诉，医生检查了陆先生的双肾和双侧输尿管走行区，排除局部肿瘤压迫可能，同时进行了直肠指诊，判断前列腺大小、质地、表面光滑程度，前列腺中央沟和直肠括约肌松紧度。血清PSA检查用于鉴别前列腺肿瘤，泌尿系统超声用于进一步了解泌尿系统的情况。

通过前列腺增生症状，可以初步诊断为前列腺增生，但还需进一步检查，以确诊为前列腺增生。前列腺增生检查有哪些临床意义呢？

1. 直肠指诊　在第一章前列腺位置的介绍中，我们知道，前列腺位于膀胱下面，直肠前面，紧贴直肠。因此，医生可以通过直肠检查前列腺的大小（宽度和高度）、质地、突入直肠情况，这就是直肠指诊。这项检查很方便，也没有任何痛苦，在很短时间内就能完成。该项检查的具体方法是：根据具体情况，患者采用侧卧位、胸膝位或弯腰位

（图2-2），医生戴上消毒乳胶手套或指套，示指涂上液状石蜡后，将手指轻轻插入肛门，在距肛缘5～7 cm处隔着直肠前壁用末节指腹触摸前列腺。正常的前列腺摸上去好似板栗大小，柔韧而有弹性，表面光滑，中间有一条小沟（称为前列腺中央沟），压之无疼痛的感觉。如果摸上去前列腺变大，中央沟变浅或消失，或前列腺明显突出于直肠内，手指不能摸到上缘，提示有前列腺增生（肥大）的可能；如果前列腺有压痛，则表示有炎症存在，通常急性前列腺炎症时，腺体除有明显压痛外，还会变得又大又软，形成脓肿时，还会有波动感，而慢性炎症时，腺体质地常偏硬，压痛较轻，大小正常或偏小；如果发现前列腺有结节或明显变硬，或表面有高低不平的感觉，除了要考虑慢性炎症、结石等外，还要特别警惕是否长了肿瘤，必须做进一步的检查，以避免误诊、漏诊。对于前列腺大小，不同检查者的描述也不尽相同。例如，有人将前列腺的宽度描述为几横指，也有医生用形象化的方法来描述，如正常前列腺为栗子大小，腺体增生如鸡蛋大小为Ⅰ度增生，鸭蛋大小为Ⅱ度增生，鹅蛋大小为Ⅲ度增生。这种大小的描述很不精确，有时与实际情况相距甚远。

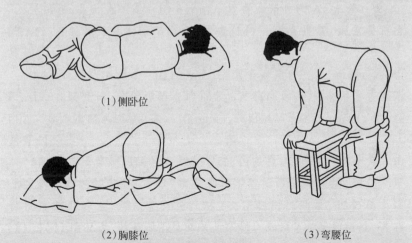

（1）侧卧位

（2）胸膝位

（3）弯腰位

图2-2　直肠指诊体位（引自许克新等，2016）

2. 超声检查　随着科技的发展，更科学的仪器可正确地测量前列腺的大小。最常用的是超声检查，这种检查有两种方式：一种是经腹部超声，另一种是经直肠超声。经腹部超声优点是简单方便，应用广泛，其缺点是需要患者大量喝水并憋尿，另外经腹部超声由于偏斜角度较大会影响前列腺的上下径和前后径测量的准确性。经直肠超声就是将手指粗的超声探头伸入直肠，紧贴前列腺检查，尽管有一定的不舒服，但绝大部分人都能忍受。这种检查所获得的图像很清晰，测量也很准确。

在直肠指诊中，一般认为正常前列腺横径约为3.5 cm，大于4 cm提示前列腺增生。而超声检查都能测出前列腺3个径，即左右径、上下径和前后径，正常这3个径分别为4 cm、3 cm、2 cm。通过这3个径可以计算出前列腺体积（前列腺体积=0.52×左右径×上下径×前后径），其单位是毫升，将前列腺体积乘以1.05便可以得到前列腺的重量。

上面提到的这些检查是前列腺增生患者常规检查，也是必需的检查，各项检查有着不同的临床意义。几乎所有前列腺增生的患者都做过超声检查，超声检查对诊断前列腺增生具有重要作用。但既不能盲目相信，也不能随便放弃。要根据自己的实际情况由医生来帮助正确解读检查结果。例如，不能以超声报告的前列腺大小来判断自己是否得了前列腺增生。前列腺体积与每个人的身材大小有一定关系，同一大小的前列腺在不同的人身上反映的意义也不尽相同。另外，对超声残余尿的评价更需要结合检查时的状态来评估。如果测定残余尿时排空尿液后再次检查时等待时间较长，而在之前又喝了大量的水使膀胱充盈，那么在排尿后等待时间内肾脏又惯性向膀胱送入很多尿液，这样残余尿就会增多。更不正确的是残余尿大于80 mL就认为是膀胱逼尿肌失代偿，进而选择手术治疗。如果有残余尿很多的情况，不要急，可以改日在正常饮水的情况下，再专门复查一次残余尿，明确残余尿的真实情况就可以了。

在有些超声报告中出现"前列腺钙化"的词语，前列腺组织中的钙化病灶是一种陈旧性病变，就像肺结核治愈后在肺组织中的钙化灶一样，一般是不会造成不利影响的。千万不要理解为其和胆结石、尿结石一样。

·超声申请单上的"残余尿"项目是如何检查的？·

陆先生3月23日再次检查时，超声报告提示残余尿380 mL，残余尿是什么，又是怎么测出来的？

正如上面介绍的那样，前列腺位于膀胱下方，包绕在尿道的周围，就像一个拳头（这个拳头就是前列腺）紧握着一根出水的软管（这个软管就是尿道）。一旦前列腺增生，就会压迫尿道，增加排尿尿液通过时的阻力。阻力很小时，膀胱逼尿肌增加力量就能克服尿道阻力，将膀胱内尿液排空，因此，排尿结束，剩余在膀胱内的尿液基本为零。随着病情发展，前列腺增生对尿道压迫加重，尿道的阻力超过逼尿肌的"体能极限"，膀胱逼尿肌就不能将膀胱内尿液"挤"干净，这样，排尿结束，剩余在膀胱的尿液就产生了，这就是残余尿。

残余尿的测定常用的有以下3种方法。

1. 超声测定　这种方法是在患者自行排空尿液后，立即用超声测量膀胱内剩余尿液的上下、左右、前后3个径，通过计算公式算出体积。这种方法简单易行、没有创伤且可以重复测量，因此得到广泛应用。但这项检查也一定误差，原因是：① 患者测量残余尿之前应尽量将尿液排尽，且在排尽后立即检查，不能等，一旦等待，就会产生一定的误差。② 做泌尿系超声都需要大量饮水使膀胱充盈，到测定残余尿时即使是排尽了尿液，也会很快又有尿液了，从而产生误差。这就有必要使患者在正常饮水的状态下重复检查，以获得准确的残余尿量。

2. 导尿　患者自行排尽尿液，立即插入导尿管收集尿液，这就是残余尿的量。此法是一种侵入性检查，虽然结果比超声准确，但会给患者带来不适及尿路感染的可能。

3. 膀胱镜检查　仅用于膀胱镜检查的患者。在膀胱镜检查之前先排尽尿液,插入膀胱镜后测定膀胱流出的尿量即为残余尿。

这3种方法,第一种常用,后两种方法应用较少,只有在特殊情况下使用。

残余尿的出现意味着前列腺增生的病情发展到了一个较为严重的阶段。通常认为残余尿达50～60 mL时即提示膀胱逼尿肌已处于超负荷状态,达到早期失代偿状态。对于药物治疗的前列腺增生患者,经药物治疗后残余尿没有减少或者还有增加,就说明药物治疗无效,应该选择手术治疗。残余尿为零并不代表下尿路没有梗阻。

·尿动力学检查对前列腺增生患者有什么作用?·

陆先生的尿动力学检查结果提示膀胱出口梗阻。那么,尿动力学检查有何意义,对前列腺增生患者有什么作用?

排尿过程涉及神经系统、膀胱逼尿肌功能、尿道括约肌功能及尿道的状态,因此,在诊断前列腺增生时,不仅由前列腺增生引起的排尿困难应该行尿动力学检查。尿动力学检查可以完整地对尿道和膀胱出口梗阻的程度、膀胱逼尿肌功能(如膀胱的顺应性和收缩功能)以及尿道括约肌的功能状态做出客观、量化的评价。尿动力学检查包括尿流率测定、充盈性膀胱测压、尿道压力图、压力/流率同步检查、排尿性尿道压力图、压力/尿道括约肌肌电图同步检查。第一项检查是无创性检查,后面五项是侵入性操作,但痛苦很小。

前列腺增生患者在确定手术前,需要确定前列腺增生所致尿路梗阻的程度和膀胱逼尿肌的功能。通过尿动力学检查可以明确排尿困难是神经系统疾病引起的,还是其他原因引起的膀胱乏力、膀胱逼尿肌/尿道括约肌不协调及不稳定膀胱而产生尿频等排尿困难。这对治疗方式的选择、手术疗效的预测及并发症的评估均有重要的价值。如果尿动力学检查结果提示膀胱逼尿肌功能丧失了,那么做前列腺手术也不能解决排尿困难。

·"小肠气"和"痔疮"与前列腺增生有什么关系?·

前列腺增生后可引起一系列并发症,比较常见的有急性尿潴留、尿路感染、肾盂积水、肾功能不全、膀胱结石等。而在患"小肠气"和"痔疮"的患者中,有不少是前列腺增生患者。那么,"小肠气""痔疮"与前列腺增生有什么关系呢?

"小肠气"在医学上称为腹股沟疝,它是由于腹腔内脏器或组织(最常见的是小肠、大网膜等)经腹壁的薄弱点或缺损处向体表突出而成。"痔疮"是指直肠下端黏膜或肛管皮肤下静脉丛发生扩大、曲张所形成的静脉团。这两种疾病在临床上属常见病、多发病,而在患前列腺增生的中老年人中尤为多见。在导致"小肠气"和"痔疮"的众多原因中,比较重要且相同的原因是腹内压力的增高,也就是说,只要有腹内压力增高的因素存在,就有形成"小肠气"和"痔疮"的可能。而前列腺增生后,由于排尿阻力增大,为了将膀胱内的尿液排出,患者势必用力屏气而增加腹部压力,时间一久,腹腔内的组织、脏器就会通过腹股沟部的薄弱点而突出于体表,形成"小肠气";另外,腹压增高后又能使正常的静脉回流受到阻碍,导致直肠上静脉丛充血、扩张、迂曲而形成"痔疮"。因此,在中老年男性患"小肠气"或"痔疮"时,要充分考虑有无前列腺增生存在的可能。如果是由前列腺增生引起的"小肠气"或"痔疮",在治疗时只治"小肠气"和"痔疮"而不治前列腺增生,那只是治标不治本的方法,由于没有从根本上去除引起"小肠气"和"痔疮"的原因,终将会导致"小肠气"和"痔疮"的复发。

综上所述,前列腺增生是导致"小肠气"和"痔疮"的原因之一。

三、前列腺增生的治疗

·除药物治疗、手术治疗,前列腺增生还有哪些治疗方式?·

陆先生7年前诊断为前列腺增生就开始接受了药物治疗,而这次选择了手术治疗,那么,除了药物治疗、手术治疗,前列腺增生还有哪些治疗方式?

门诊经常遇到一些患者,拿着体检报告,报告诊断为"前列腺增生,建议泌尿外科诊治"。诊断为前列腺增生就需要泌尿外科治疗吗?其实并非如此。前列腺增生是一种良性疾病,随年龄增长而增长,但其病程发展具有很大的个体差异。许多前列腺增生患者没有临床症状或者有临床症状但很长时间无明显变化,甚至有些患者有临床症状但能忍受对生活没有影响。对于这些患者,我们不建议给予任何治疗,这种方法称为"观察等待"。这是因为前列腺增生是组织学进行性的良性增生过程,其发展过程难以预测,经过长时间的监测,前列腺增生患者中只有少数可能出现一些并发症。因此,对于大多数前列腺增生患者,观察等待是一种合适的处理方式,尤其是对生活质量未受到下尿路症状明显影响的患者。观察等待一段时间,如果患者病情有进展,可以进一步选择药物治疗或者手术治疗。

· 哪些前列腺增生患者可以接受观察等待? ·

前面我们介绍了前列腺增生的"尺子"(即I-PSS表),可以用这把"尺子"来量一量,以下两类患者可以接受观察等待,即I-PSS表评分≤7(轻度下尿路症状)或者I-PSS表评分≥8(中度以上症状)但生活质量未受到明显影响的患者。在观察等待之前,需要进行全面的检查,尤其是前列腺增生相关并发症的检查。

· 前列腺增生有哪些观察等待治疗方式? ·

观察等待并不仅仅是等待,而是一种积极的治疗方式,这种治疗方式包括患者应知、生活方式的改变、定期监测。

1. 患者应知　患者可以了解前列腺增生疾病的相关知识,包括下尿路症状和前列腺增生诊疗的临床进展,知道观察等待治疗方式的效果和预后。

2. 生活方式的改变

(1)改变生活嗜好,形成良好生活习惯:①避免或减少饮酒、喝咖啡、吃辛辣的食物。以免因食用具有利尿和刺激作用的食物,引起尿量增加、尿频、尿急等症状。② 避免久坐不动、长时间打麻将；不要长时间憋尿；少骑自行车；多吃蔬菜防止便秘；经常锻炼，热水坐浴。

（2）合理的饮水量：夜间和长时间不方便如厕，可以限制饮水，适当限制饮水可以缓解尿频症状。但每天的饮水不应少于1 500 mL。

（3）自我训练排尿习惯：有尿急症状时可以采用分散尿意感觉，把注意力从排尿的欲望转移开；有尿不尽症状时可以放松排尿、二次排尿；有尿频症状时可以适当地憋尿，以增加膀胱容量和排尿间歇时间。

（4）做到"六忌"：忌烟酒、忌受凉、忌久坐、忌辛辣、忌久憋尿、忌感染（感冒和尿路感染）。

3. 定期监测　观察等待开始后第6个月进行第1次到医院监测，以后每年1次，医生会有一个详细评估内容。根据两次评估结果，来判断是否需要开始积极治疗。

· 哪几类药物可以治疗前列腺增生？·

陆先生先服用了"治疗前列腺增生药物"，有坦洛新、非那雄胺，那么治疗前列腺增生有哪几类药物呢？

治疗前列腺增生的药物很多，但归纳起来有4类。

1. α_1 受体阻滞剂　在解释这类药之前，我们要弄清楚这类药物的作用机制。我们已经知道，尿道经过前列腺是"穿堂而过"，前列腺增生会挤压尿道，行成排尿困难，这是一种情况。还有一种情况，前列腺腺体细胞之间还有很多平滑肌，这些平滑肌张增加也会增大前列腺对尿道压迫。这就像士兵关城门，一定数量士兵就能关上城门；但是派的士兵个个都是身强力壮，那么城门将关得严严实实。

α_1 受体阻滞剂就是降低"士兵的力量"，如图2-3中的圆点。

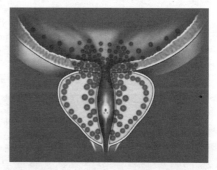

图2-3　前列腺 α_1 受体示意图

前列腺腺体细胞之间有平滑肌，这些平滑肌张力增加也会增大前列腺对尿道压迫。而平滑肌细胞上有一种神经受体，接受刺激就会调节平滑肌的张力，这种神经受体就是 α_1 受体。当前列腺增生时，腺体内的 α_1 受体增多，而且处于高度紧张状态，这导致平滑肌处于高张力状态，压力传导到前列腺部尿道，因此加重了梗阻症状。α_1 受体阻滞剂可以和 α_1 受体结合，使处于紧张状态的平滑肌松弛，尿道梗阻程度减轻，缓解尿路刺激症状。这类药物分为 α_1 受体阻滞剂（多沙唑嗪、特拉唑嗪、阿夫唑嗪）和高选择性 α_1 受体阻滞剂（坦洛新、赛洛多辛）。

2. 5α-还原酶抑制剂　前列腺的生长和功能的维持都需要体内的雄激素，而雄激素的来源主要靠睾丸产生的睾酮。但睾酮随血液循环到达前列腺又不是直接发生作用，而是需要在 5α-还原酶的作用下转变为双氢睾酮才能"营养"前列腺，促进前列腺生长及功能的发挥。科学家们发现，通过一种药物干扰 5α-还原酶作用，前列腺内部双氢睾酮含量就明显下降，随之出现前列腺增生受到抑制，从而达到治疗前列腺增生的作用。医学上将这种药物称为 5α-还原酶抑制剂。

这样解释可能理解起来有些困难，我们可以做个比喻。将前列腺比作一棵树，树的生长需要阳光和水，那么睾酮就是阳光和水。没有了阳光和水，树就不会生长或者生长缓慢。同样，前列腺没有了睾酮也就不会生长或者生长缓慢。这类药物有非那雄胺、度他雄胺、依立雄胺等。

3. M受体拮抗剂　前列腺增生造成膀胱出口梗阻，膀胱压力升高，会使膀胱逼尿肌受到伤害和膀胱功能紊乱。这种表现就使膀胱逼尿肌去神经化，对副交感神经递质乙酰胆碱超敏感；加之梗阻造成逼尿肌细胞肥大，细胞膜通透性增加，神经末梢及逼尿肌兴奋性增加。前列腺增生患者膀胱一刺激就有尿意。M受体拮抗剂就是阻断膀胱M受体，缓解逼尿肌过度收缩，降低膀胱敏感性，从而改善前列腺增生患者的储尿期症状。这类药物主要有托特罗定、索利那新、奥西布宁等。

4. 植物类药物　就是我国的中草药及中药成分提取制剂，根据中医学思想组方。其由于成分复杂，治疗的确切效果还没有经过严格的科学验证。但中草药普遍被认为不良反应小，易受患者接受。这类药物有舍尼通、泽桂癃爽、翁沥通、草薢分清丸、前列泰等。

· 如何选择前列腺增生药物? ·

　　治疗前列腺增生药物的选择主要根据患者两个方面的情况,即下尿路症状和前列腺体积。对于中重度下尿路症状的前列腺增生患者(I-PSS ≥ 8)首选 α_1 受体阻滞剂;对于前列腺体积大同时伴有中重度下尿路症状患者,可以选择 5α-还原酶抑制剂。还有就是联合用药,如 α_1 受体阻滞剂联合 5α-还原酶抑制剂主要是对中重度下尿路症状并且有前列腺增生进展发现的前列腺增生患者,在联合用药之前要具体考虑患者疾病进展的风险性、患者的意愿及经济情况,毕竟联合用药治疗会带来经济压力,引起药物的不良反应。还有一种联合用药就是 α_1 受体阻滞剂联合 M 受体拮抗剂,主要是针对以储尿期症状为主的中重度下尿路症状的前列腺患者(图2-4)。

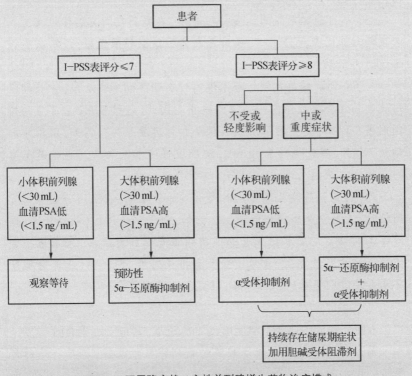

图2-4　下尿路症状／良性前列腺增生药物治疗模式

·服用前列腺增生药物有哪些注意事项?·

长期服用治疗前列腺增生的这4类药物不良反应较小,相当安全。尽管如此,由于这些药物都是长期服用,仍有以下注意事项。

1. α_1受体阻滞剂 α_1受体阻滞剂对血管也会产生松弛作用,表现为体位性低血压,即患者服药后突然改变体位如由卧位变坐位或者坐位变站位时出现头晕目眩。这种不良反应尤其在服药初期明显,但发生率较低,不到1%,因此应该注意以下事项。

(1)体位性低血压一般过一段时间就会消失,若长时间不消失或者症状严重则需要停药或改药。

(2)有高血压的患者,在服用α_1受体阻滞剂时,可能会与正在服用的降压药起到协同作用,增加降压效果。因此,服药时应该检测血压,预防低血压、晕厥的发生。

(3)尽可能睡前服用α_1受体阻滞剂,在服药期间突然体位改变或者夜间起床时应十分小心,最好是在体位改变稍微适应、没有头昏等不适时再活动。

2. 5α-还原酶抑制剂 基本没有什么明显的不良反应,但长期服用此类药物会导致体内PSA下降一半。因此,连续服用5α-还原酶抑制剂半年以上,复查的血清PSA值如加倍需要警惕。例如,服用非那雄胺7个月,查PSA为3 ng/mL,就应该将这个值乘以2,也就是患者的实际PSA应该为6 ng/mL,那么这时要进一步检查。

此外,前列腺增生患者同时患有心血管疾病,在服用一些心血管药物时,有些会加重前列腺增生。例如,血管扩张药物(硝酸甘油、硝酸异山梨酯),它会扩张血管而使前列腺充血加重症状;硝苯地平会使尿道平滑肌收缩,加重尿道狭窄和排尿困难;阿托品、山莨菪碱等药物会使膀胱逼尿肌张力下降,引发急性尿潴留。

·前列腺增生服药后会有哪些临床进展,其危险因素有哪些?·

前列腺增生是一种缓慢进展的前列腺良性疾病,其症状随患者年龄的增加而进行性加重,这也称为前列腺增生临床进展。因此,无论是观察等待还是药物治疗,都需要定期复查,以评估有无前列腺增生临床进展。一般认为前列腺增生临床进展的内容包括：① 下尿路症状加重而导致生活质量下降,生活质量主要通过I-PSS表来评价,随着下尿路症状加重,I-PSS表评分逐渐升高；② 最大尿流率进行性下降；③ 反复血尿；④ 反复尿路感染；⑤ 膀胱结石；⑥ 急性尿潴留；⑦ 肾功能损害。其中③～⑦ 是前列腺增生相关的并发症,其中急性尿潴留和肾功能损害为主要指标,急性尿潴留的发生也是膀胱功能失代偿的主要表现。

前列腺增生临床进展性的危险因素主要有：① 年龄的增加；② 血清PSA的升高；③ 前列腺体积的增大；④ 残余尿的增多；⑤ 膀胱内前列腺突出度超过10 mm,发生急性尿潴留概率就会增加。

·什么情况下前列腺增生患者应该选择手术治疗?·

陆先生坚持服药7年都没有选择手术,最终药物治疗确实无法达到治疗效果了才选择手术。那么什么情况下需要手术呢?

前列腺增生除了药物治疗,还可以选择手术治疗,手术治疗的选择既要考虑患者的意愿,也要考虑疾病发展的程度,患者应该与医生共同探讨做出选择。前列腺增生患者选择手术治疗一般有以下几种情况。

（1）具有中重度下尿路梗阻并已明显影响生活质量,或者药物治疗效果不佳拒绝药物治疗的患者,可以选择手术治疗。

（2）有前列腺增生并发症的患者应该接受手术治疗,这些并发症包括反复急性尿潴留(至少一次拔管后不能排尿或两次尿潴留)、反复尿路感染、反复血尿、膀胱结石、继发性上尿路积水,以及其他并发症。

1）反复急性尿潴留：前列腺增生引起的尿潴留往往会反复发作,而每发作一次就会对膀胱功能打击一次,通过导尿会短时间使膀胱功能恢复,但长此以往,膀胱功能逐渐减退,尿潴留发生概率越来越高。因此手术是恰当的治疗方式。

2）反复尿路感染：前面已介绍前列腺增生引起尿路感染的原

因，而反复尿路感染不仅表现在尿道刺激症状，而且还会导致严重症状甚至全身症状，进而可能影响肾功能。仅仅治疗尿路感染，不去除前列腺增生这个病因，很难通过药物治疗反复的尿路感染，因此也需要手术。

3）反复血尿：长期血尿会造成患者贫血，若突然出现严重血尿，血液在膀胱形成血凝块阻塞尿道，甚至出现失血性休克。

4）膀胱结石：常年尿液残留，膀胱内逐渐形成结石，结石又会引起排尿困难、尿路感染、血尿，更严重的是结石反复刺激膀胱黏膜又会诱发膀胱黏膜恶变。因此，要手术治疗结石，更要手术治疗结石的病因，即前列腺增生。

5）继发性上尿路积水：慢性尿潴留会使尿液反流，造成输尿管及肾盂的扩张即继发性上尿路积水，进而影响肾功能。因此，在缓解积水（如留置导尿）后，要通过手术的方式，解决尿道梗阻，避免肾功能不可逆性损害，最终发展到尿毒症的严重后果。

（3）前列腺增生合并腹股沟疝、严重痔疮或脱肛的患者也应考虑手术治疗前列腺增生，否则合并症治疗也难以达到满意疗效。

（4）以前列腺中叶增生为主的患者建议手术治疗。随着对前列腺增生进一步研究发现，前列腺中叶增生会向膀胱内部生长，症状明显，药物治疗效果不佳，常发生血尿。因此，需要手术治疗。

（5）对于超声提示膀胱内前列腺突出度超过10 mm患者，建议首选手术治疗。

· 前列腺增生的两种手术方式各有哪些优缺点？·

前列腺增生手术方式大体分为两类：第一类是开放手术；第二类是微创手术，包括前列腺电切、前列腺气化、钬激光切除、前列腺剜出等。两类手术各有优缺点。开放手术已经有上百年历史，至今仍在使用，其优点有：① 历经百年，技术成熟；② 能确切地将增生组织完全切除；③ 对于体积很大的前列腺，开放手术时间可能比微创手术时间还要短。虽然这种手术技术成熟，但目前使用比较少，原因在于以下缺点：① 腹部需要切口，手术创伤较大，一些年老体弱患者可能难以耐受；② 手术后卧床时间相对较长，术后恢复较慢；③ 有些手术创面大的，术中或者术后出血较大多，需要输血。

近些年来广泛应用于临床的微创手术，是通过特殊器械经过尿道，一点点切除前列腺，再将前列腺组织冲洗出来。手术操作有点像铲煤工，器械在监视下于尿道对前列腺四壁前行"铲除"（图2-5）。它的优点有：① 手术创伤小，术中术后出血少；② 术后恢复快，一般术后第2天就可以下床活动，恢复快的，第3天就可以出院；③ 1小时内能完成手术基本不会出现并发症。但其也有一些缺点：① 微创手术对手术医生的要求比较高，需要有丰富的手术经验；② 对于大体积前列腺可能一次手术难以达到满意的疗效，需要2～3次手术。这是由于微创手术是经尿道一点一点切除，手术中为保持手术面清楚需要大量生理盐水冲洗；大体积前列腺就会延长手术时间，这就会引起一些心血管方面的并发症。因此为了安全，手术时间都尽量控制在1小时内。

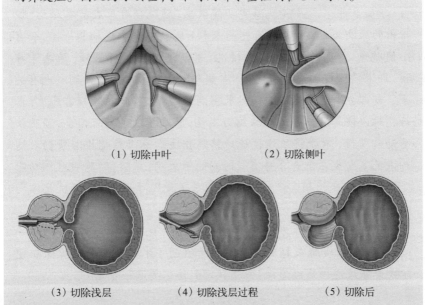

（1）切除中叶　　　　　　　　（2）切除侧叶

（3）切除浅层　　　　（4）切除浅层过程　　　　（5）切除后

图2-5　经尿道前列腺电切示意图

有些患者可能糊涂了，那我如何选择手术方式呢？手术方式的选择需要考虑患者的身体状态、前列腺体积及手术意愿；当然也要考虑手术医生的能力和经验。例如，有两例大体积前列腺患者，甲坚决不同意开放手术，宁可3次电切，也不愿在床上躺两周，后接受了2次电切，效果很满意。而乙认为一次不能解决问题，太痛苦，选择开放手术，手术后效果也不错。

·手术后排尿症状没有明显改善的原因有哪些?·

陆先生术后复查排尿情况良好，所有患者都这样吗？有没有排尿情况没有明显缓解的，会有哪些原因呢？

排尿过程涉及很多方面（前面已经详述），而手术只是解决了通道梗阻的问题。而膀胱功能与前列腺增生术后排尿关系密切，主要有3个方面：一是膀胱感觉功能迟钝，感觉不到膀胱内储存的尿量，无法向大脑传递信息，大脑也就不会下达排尿指令，因此出现尿潴留，下腹膨胀。二是膀胱感觉功能敏感，膀胱稍有尿液就有尿意，但排出的尿液又不多；甚至有些患者术后膀胱就像小腿抽筋一样，一有小便就急不可待。出现这种情况，术前患者往往有尿频、尿急等症状，即术前膀胱功能就有问题，当然与微创手术术后创面刺激也有关系。大部分患者都会随时间延长得到好转；若膀胱功能损害严重，术后就难以恢复。三是膀胱收缩力不佳，膀胱接受了排尿指令，膀胱收缩动作缓慢，不能将尿液快速地挤压出去。患者感觉排尿费劲。这种情况多发生在患者合并有长时间的糖尿病、尿潴留，膀胱收缩功能受到不同程度的损害。随着手术后尿道梗阻原因解除，膀胱收缩功能会慢慢恢复。

还有一种与手术本身有关的排尿困难，也就是术后排尿很好，一段时间后，尿线越来越细。这是由于微创手术残留的前列腺组织梗阻或者是尿道内形成瘢痕（尿道狭窄），这需要进一步治疗。

·前列腺增生患者不能立刻接受手术治疗应该如何处理？·

前列腺增生的病情发展与年龄的增长有很大关系，如果到了一定年龄而药物治疗效果差，身体状态又不能满足手术的要求，怎么办？

需要手术治疗的前列腺增生患者并不是都能立刻接受手术治疗，这要考虑患者全身情况及手术风险，还要考虑患者一些其他疾病。例如，患者有严重的心血管疾病、肺功能很差、脑血管意外发生不久，这些患者不谈手术了，麻醉都成问题。还有严重的高血压、糖尿病，手术会有脑血管意外或者术后由于糖尿病手术创面难以愈合的可能。这些患者出现尿潴留等排尿可能就不能立刻手术，而是要采取临时解决排尿困难的方法，即导尿或者膀胱造瘘。

导尿就是将一根管子（其前面有个气囊可以防止导尿管脱落）经尿道插到膀胱，起到引流尿液、使膀胱功能逐渐恢复的作用。这种方法简单易行，但长期导尿会引起尿道感染，甚至造成尿道损伤。因此，我们建议行膀胱造瘘。膀胱造瘘就是在耻骨上打个洞，经此向膀胱内放一根管子，功能与导尿一样。其优点就是对尿道没有刺激，时间长了，适应了膀胱造瘘的状态对生活影响也不大。

导尿或膀胱造瘘是为手术赢得时间。在带管期间，患者可以很从容地解决糖尿病、高血压、心脑血管等疾病的诊治问题，与此同时也使膀胱功能逐渐得到恢复，为手术能取得良好疗效创造条件。当然，也有一些患者不具备手术条件，就只能终身带管了，只要护理到位，带管也不会对生活有很大影响。

·前列腺增生患者发生急性尿潴留时应该如何处理？·

首先可在家中采取一些简便易行的方法，如用热水毛巾或热水袋敷小腹（耻骨上膀胱区）和会阴部，这种方法对尿潴留时间较短，小腹胀痛不严重的患者常有较好的效果。其次也可采用热水坐浴的方法，就是在盆中加入温水（40～42℃）大半盆，患者坐入温水中，如在此过程中有排尿的欲望，则可直接在浴盆中排尿，不必坚持出浴盆排尿，以免失去自行排尿的机会。再次还有按摩的方法，即在肚脐与耻骨联合中点处轻轻按摩，逐渐加压，并用拇指点按关元穴1分钟，之后用手掌自膀胱上方向下轻压，以助排尿。如经过上述处理后仍不能自行排尿，则须赶快去医院就诊。医生可通过针灸来治疗排尿障碍，通常可选取的穴位有关元、中极、阴陵泉、三阴交等，采用中强刺激、补泻并施，留针10～15分钟后，大多数患者会自行排尿，如仍无效，则须采取导尿、膀胱穿刺或膀胱造瘘等方法治疗。

四、前列腺增生的预后与处理

· 前列腺增生患者在生活起居方面有哪些注意事项？·

前列腺增生的发生并非一朝一夕，而是一个日积月累、缓慢发展的过程，绝大多数前列腺增生患者经过积极的治疗和良好的自我保健，可以达到控制或延缓增生发展的目的。那么，前列腺增生患者在平时的生活起居方面应该注意些什么？

首先要做到饮食清淡、多吃蔬菜水果，忌食辛辣，戒烟忌烈酒；性生活要适度，要戒除频繁手淫和中断性交等习惯；少骑自行车，勿久坐，会阴部要保暖，勿受潮湿等。这样，能避免前列腺的充血瘀血，对防治前列腺增生有积极的作用。

其次要做到平时不忍尿、不憋尿，防止膀胱过度充盈，影响逼尿肌的功能而加重病情或诱发急性尿潴留；要经常清洗会阴部，预防细菌感染；一旦发生泌尿生殖系感染，要及时治疗，这也是控制病情，预防尿潴留的有效措施。

再次是要保持心情舒畅，树立乐观情绪，适当参加体育活动，提高机体抵抗能力，改善前列腺局部的血液循环。例如，坚持每天做收腹提肛操（方法：随自己的呼吸，吸气时收小腹缩肛门，呼气时则放松，连做10～15次，姿势不限，站、坐、卧位均可）和打太极拳等。此外，还可在每晚睡觉前做穴位按摩，按摩的穴位可选涌泉（在足底前1/3的凹陷处）、会阴（阴囊根部与肛门之间）、关元（脐下3横指）、中极（脐下4横指）等。

· 导尿护理有哪些注意事项? ·

对于长期戴管的患者,患者及家属需要注意以下事项。

1. 保持引流的通畅 导尿或膀胱造瘘的目的是引流尿液,若引流管没有尿液流出,就要及时处理。引流管不通畅可能有两种原因:导尿管脱出和导尿管堵塞。首先要观察导尿管在外面的长度,若导尿在外面长度很长,基本可以判断导尿管脱出,需要更换导尿管。因此,在平时护理时要注意导尿管在外面的长度。另外导尿管及引流袋固定应无张力,尤其在活动时更应注意。其次若判断导尿位置在膀胱,但仍无尿液流出,就要考虑导尿管堵塞,堵塞物一般为脱落的坏死组织或小血块。可以先挤捏导尿管,若无效果,可以用少量的生理盐水脉冲式冲洗,若还没有尿液流出则应该到医院诊治,千万不能向膀胱冲太多的生理盐水。

2. 注意导尿管的颜色 引流管引流出清澈的淡黄色尿液是正常状态,如果出现异样颜色就应该注意了。如考虑膀胱出血,引流出来的是淡红色,患者可以多喝点水,颜色会逐渐变清;如果引流出的是鲜红或者是深红色,喝水也没有明显好转,就应该到医院就诊。出血可能是导尿长期刺激膀胱黏膜产生炎症,摩擦出血。还有一种情况就是流管引流的尿液混浊,这些混浊的东西往往是坏死的膀胱黏膜碎块,是由于尿路感染及造瘘管对膀胱刺激引起的。护理时需要定期膀胱冲洗。

3. 按时更换导尿管 长时间放置尿管,会造成感染、导尿管的堵塞甚至形成结石,因此,每月应到医院换1次导尿管,尿袋更换每周2次(现有特殊的尿袋可以2周换1次)。

4. 做好夹管训练 对于有手术机会的患者,留置尿管期间,可以定时夹闭尿管,待有小便感觉后再放开,引流尿液。这样就会使得膀胱一张一弛,模拟膀胱的工作程序,以便术后膀胱的恢复。对于长期留置尿管的患者也应该进行夹管训练,这是因为留置导尿,膀胱长期处于空虚状态,膀胱的容量就会越来越小,最后会小到膀胱包裹在导尿管上,尿液在尿管周围漏出,这给护理带来很多麻烦。

第三章　前列腺癌

第一节　经典病例

·概述·

患者王某,84岁。5天前体检发现血清PSA指标升高,遂来我院就诊,查血清PSA(18.67 ng/mL),泌尿系超声提示前列腺增生。追问病史,患者5年前开始出现夜尿增多、尿频、尿急及排尿不畅症状,诊断为前列腺增生,一直口服坦洛新及非那雄胺。无肉眼可见血尿,无发热,无腹痛及腰背部疼痛等不适。

·检查·

1. 体格检查　双侧肋脊角对称,局部无压痛和叩击痛,双肾未触及;双侧输尿管走行区无压痛及肿块,耻骨上膀胱区不充盈,无触痛。阴毛男性分布,阴茎成年型,尿道口无红肿及分泌物。双睾丸、附睾不肿大、无触痛。直肠指诊:前列腺Ⅱ度大,右侧叶外周区质地较硬,表面光滑、无压痛,中间沟平,肛门括约肌无明显松弛。

2. 实验室检查及其他辅助检查

(1)血液检查(2015年1月4日):t-PSA(18.67 ng/mL),f-PSA(1.530 ng/mL),f-PSA/T-PSA(0.082),睾酮(42 ng/mL)。

(2)前列腺MRI(2015年1月6日):前列腺轻度增大,周围包膜完整,约5.3 cm×3.6 cm×3.8 cm大小(左右径×前后径×上下径)。前列腺中央叶增生,可见腺泡样结构,外周带不萎缩。前列腺中央叶及外周带界限清晰。T_2W右侧外周带见低信号结节影,直径为0.4 cm,DWI结节弥散受限不明显,增强后结节明显强化。双侧精囊腺形态结构清晰,未见异常信号影。前列腺及膀胱后壁异常信号,考虑为:① 前列腺增生;② 前列腺右侧外周带小结节,结合PSA检查考虑前列腺癌可能,建议必要时穿刺活检。

(3)骨扫描(2015年1月9日):未见明显异常。

(4)前列腺穿刺活检病理(2015年3月1日):前列腺增生、前列腺癌(Gleason评分:3+2)。

· 诊断 ·

1. 初步诊断 前列腺增生,前列腺癌可能。

2. 确定诊断 前列腺癌。

· 治疗 ·

1. 治疗方法 内分泌治疗。

2. 治疗经过 患者入院后在超声引导下经直肠前列腺穿刺活检,病理提示前列腺癌,因患者年龄较大,身体状况欠佳,无前列腺癌根治手术指证。采用曲普瑞林及比卡鲁安治疗。

· 结果 ·

好转。患者小便自解,尿线可,尿色清,一般情况可。2016年4月5日查血清t-PSA(0.021 ng/mL),睾酮(0.88 nmol/L)。

· 预后 ·

1. 预后预期 患者预后较好。

2. 随访意见 出院每3个月复查血清PSA及睾酮。

3. 随访结果 术后随访15个月,疾病没有进展。

第二节 病例剖析

一、前列腺癌概述

· 前列腺癌发病率高吗? ·

前列腺癌是生长于前列腺内的恶性肿瘤,它同良性前列腺增生一样,也是前列腺细胞的一种异常增生状态,如不进行恰当治疗,将会危及生命，但是与前列腺增生有本质区别。那么，前列腺癌的发病率高吗？

前列腺癌发病率有明显的地理和种族差异，加勒比海及斯堪的纳维亚半岛地区最高，中国、日本及东欧国家最低。美国黑种人前列腺癌发病率为全世界最高，目前在美国前列腺癌的发病率已经超过肺癌，成为第一位危害男性健康的肿瘤。据美国癌症协会估计，2013年在美国大约有238 590例新发前列腺癌，有29 720例患者将死于此病。在欧洲，2008年得到确诊的新发前列腺癌病例大约有382 000例，有90 000例患者死于此病，前列腺癌占全部男性癌症人数的11%，占全部男性癌症死亡人数的9%。亚洲国家前列腺癌的发病率远远低于欧美国家，但近年来呈现上升趋势。1993年我国前列腺癌发生率为1.96/10万；1992～1997年发生率升高至3.09/10万，1998～2002年为4.36/10万。2009年发生率达到9.92/10万，死亡率为4.19/10万。因此，中国男性的前列腺癌发病率及由前列腺癌病死率都在逐步上升。

· 前列腺癌与哪些因素有关？·

引起前列腺癌的危险因素尚未明确，但是其中一些已经被确认，主要有遗传、年龄、性生活、婚姻状态、饮食等，其中最重要的因素是遗传。

1. 遗传　如果有1个直系亲属（兄弟或父亲）患有前列腺癌，本人患前列腺癌的危险性会增加1倍。2个或2个以上直系亲属患前列腺癌，危险性会增至5～11倍。研究发现，有前列腺癌家族史的患者比那些无家族史患者的确诊年龄早6～7年。因此，有前列腺癌家族史的男性，要在55岁后进行前列腺癌相关项目的体检。

2. 年龄　前列腺癌患者主要是老年男性，新诊断患者中位年龄为72岁，高峰年龄为75～79岁。在美国，超过70%的前列腺癌患者年龄都超过65岁，50岁以下男性很少见，但是大于50岁，发病率和病死率就会呈指数增长。

3. 性生活　美国在20世纪80年代对性生活与前列腺癌关系进行研究，发现前列腺癌患者较非前列腺癌男性初次遗精早、性欲旺盛、性活动频繁。

4. **婚姻状态**　美国研究发现单身黑种人的危险性最高，已婚者居中，离婚者危险性最低。而日本研究则相反，离婚者比未离婚者危险性高，结婚年龄越年轻，婚龄越长危险性越大。这两项研究不同可能在于种族的差异。我国在1991年也进行了调查，得出类似结论：性早熟、年轻时性欲旺盛、性活动频繁、失去性生活能力的年龄晚都会增加前列腺癌的危险。而对有手淫习惯者，前列腺癌危险性增大，这点国内外研究结果一致。

5. **饮食**　高动物脂肪饮食是一个重要的危险因素，其中以红色肉类危险性最大，而鱼和奶制品的脂肪危险小。

6. **其他危险因素**　包括维生素E、硒、木脂素类、异黄酮的摄入少。

·前列腺癌患者有哪些症状？·

本章第一节经典病例中的患者王某（以下称"王先生"）没有任何症状，是在例行体检时，查血清PSA发现结果明显升高，随后经一系列的检查而诊断为前列腺癌。为什么王先生没有一点不舒服？前列腺患者有哪些症状？

前列腺癌在早期没有任何症状，如果出现了明显症状则是到了晚期。因此，前列腺癌是"症状隐匿，后果严重"。前列腺内开始出现癌细胞时，肿瘤体积很小，由于前列腺癌比较"懒"，往往处于稳定状态，对健康不构成威胁。由于体积小，对尿道也不构成压迫，因此，没有任何临床症状。

潜伏的癌细胞继续增殖，就像良性前列腺增生一样，在前列腺内形成结节，就会出现一些类似前列腺增生的症状。由于前列腺癌主要发生于老年男性，而多数老年男性又同时合并有良性前列腺增生，因此一定要通过检查将这两种疾病区分开。

如果早期前列腺癌没有被确诊或及时治疗，癌体会逐渐增大，向周围浸润性增长，侵犯了精囊则会出现血精，侵犯膀胱出现血尿，侵犯直肠则出现大便习惯改变。但是这些症状（血精、血尿、大便习惯改变）并不太严重，很容易被忽视。

肿瘤细胞进入血液、淋巴时，就会向远处转移，而前列腺癌最容易转移到骨骼上，患者就会出现腰部、骶部、臀部、髋部疼痛或坐骨神经痛。当骨盆、腰椎及神经周围间隙有了较为广泛转移之后就到了前列腺癌的晚期，按目前医疗水平就很难治愈了。

此外，还有一部分患者无下尿路症状，而是出现远处转移所产生的症状，如骨骼疼痛、胸痛、咳嗽、咯血及皮肤或锁骨上肿块等。因此，若长期检查仍没有发现原发病灶，尤其是老年男性患者，同时出现难以解释的疼痛或肿块，应该进行前列腺癌的排查。

·什么是前列腺癌Gleason评分？·

王先生的前列腺穿刺活检病理结果果示：前列腺增生、前列腺癌（Gleason评分：3+2），确诊了前列腺癌。那么，前列腺癌Gleason评分是什么？

Gleason评分是一种描述前列腺癌分化及恶性程度的评分系统。前列腺癌和其他恶性肿瘤一样，都有分化程度和恶性程度，分化低、恶性程度高的肿瘤生长快，易扩散，侵袭性高，对健康威胁大；反之，分化高、恶性程度低的肿瘤生长慢，不易扩散，侵袭性低，对健康威胁小。

Gleason分级系统根据前列腺癌的腺体结构形态分为5级，1级肿瘤分化最好，5级分化最差。由于前列腺癌组织内肿瘤细胞高度异质性，即有很多不同分化程度的癌细胞群体，因此，病理学家们提出将前列腺癌中最主要的组织学类型和次要的组织学类型分别进行评价打分，然后将两个级别的分数相加就得到了Gleason评分。例如，在穿刺活检的组织中发现有100个癌细胞，60个为Gleason 3级，30个为Gleason 5级，其余10个为Gleason 2级，那么病理结果应该是前列腺癌，Gleason 3+5（Gleason总评分8分）。

由于Gleason评分是由主要组织与次要组织Gleason级别相加而得，但Gleason级别只能是1～5级中的一种，因此，Gleason总分应该是2～10分。根据肿瘤1级肿瘤分化最好，5级分化最差的原则，又将分2～4为高分化,5～7分为中分化,8～10分为低分化前列腺癌。分化越低,恶性程度越高(图3-1)。

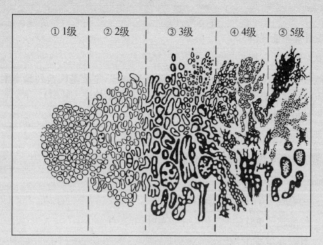

图3-1　前列腺癌组织学分级

由上可知,Gleason评分是评价前列腺癌恶性程度的,为前列腺癌的分期、治疗、预后提供重要依据。

·前列腺癌是如何分期的?·

癌症分期的目的是指导选择治疗方法和评价预后。前列腺癌的分期是通过直肠指诊、血清PSA检查、穿刺活检阳性针数和部位、骨扫描、CT、MRI及淋巴结切除来明确的。目前临床主要采取2002年美国泌尿学会的TNM分期系统(表3-1)。

(1)T分期表示原发肿瘤的局部情况,主要通过直肠指诊和MRI来确定,前列腺穿刺阳性活检数目和部位、肿瘤病理分级和血清PSA可协助分期。

(2)N分期表示淋巴结情况,只有通过淋巴结切除才能准确地了解淋巴结转移情况。

(3)M分期主要针对骨骼转移,骨扫描、MRI、X线是主要的检查方法。

表3-1 前列腺癌TNM分期（AJCC，2002年）

原发肿瘤（T）	
临床	
T_x	原发肿瘤不能评价
T_0	无原发肿瘤的证据
T_1	不能被扪及和影像无法发现的临床隐匿性肿瘤（主要是因前列腺增生电切后组织病理学检查时发现或因血清PSA升高穿刺活检发现肿瘤）
	T_{1a} 偶发肿瘤体积＜所切除组织体积的5%
	T_{1b} 偶发肿瘤体积＞所切除组织体积的5%
	T_{1c} 穿刺活检发现的肿瘤（如由于血清PSA升高）
T_2	局限于前列腺内的肿瘤
	T_{2a} 肿瘤限于单叶的1/2（≤1/2）
	T_{2b} 肿瘤超过单叶的1/2，但限于该单叶（1/2～1）
	T_{2c} 肿瘤侵犯两叶
T_3	肿瘤突破前列腺包膜
	T_{3a} 肿瘤侵犯包膜（单侧或双侧）
	T_{3b} 肿瘤侵犯精囊
T_4	肿瘤固定或侵犯除精囊外的其他邻近组织结构，如膀胱颈、尿道外括约肌、直肠、肛提肌和（或）盆壁
区域淋巴结（N）	
临床	
N_x	区域淋巴结不能评价
N_0	无区域淋巴结转移
N_1	区域淋巴结转移（1个或多个）
远处转移（M）	
M_x	远处转移无法评估
M_0	无远处转移
M_1	有远处转移

Ⅰ期就是$T_{1a}N_0M_0$肿瘤分化良好（Gleason 评分2～4），Ⅲ期是$T_3N_0M_0$，Ⅰ期和Ⅲ期之间的就为Ⅱ期，Ⅳ期是有淋巴结或远处转移或

T_4三者任何一者。

也可以将上述的分期用图片的形式示意如下（图3-2）：

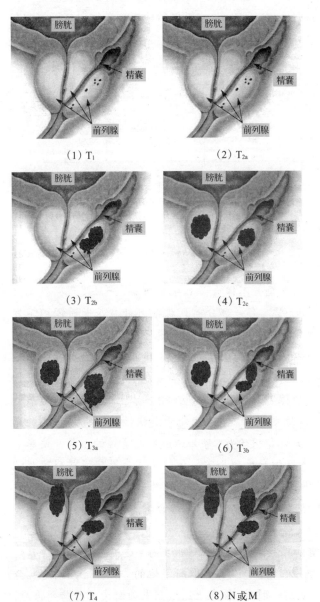

图3-2
前列腺癌分期图

(1) T_1 (2) T_{2a}

(3) T_{2b} (4) T_{2c}

(5) T_{3a} (6) T_{3b}

(7) T_4 (8) N或M

·怎样评价前列腺癌的危险性?·

为了使临床检查更好地反映前列腺癌真实情况,通过大量病例回顾研究发现,根据血清PSA、Gleason评分和肿瘤临床分期可以将前列腺癌分为低危、中危、高危3类(表3-2),以便指导治疗和判断预后。

表3-2　前列腺癌低、中、高危评价标准

	低　危	中　危	高　危
血清PSA（ng/mL）	< 10	10~20	> 20
Gleason评分	$\leqslant 6$	7	$\geqslant 8$
肿瘤临床分期	$\leqslant T_{2a}$	T_{2b}	$\geqslant T_{2c}$

·前列腺癌与其他癌症有哪些不同?·

前列腺癌与其他癌症有很大区别,这是由前列腺癌特殊的"个性"决定的。

1. "懒"　前列腺癌并不像大多数癌症那样,一旦发现必须马上治疗,它发展得比较慢。有一部分前列腺癌可能在很长时间内不发生任何变化,与人体"和平共处",对健康也不构成任何危险,这种前列腺癌医学称为潜伏性前列腺癌,也称为"非临床"前列腺癌。而另一部分前列腺癌出现临床症状,对健康构成危险,这种前列腺癌医学称为"临床"性前列腺癌。有研究发现,80岁以上的男性中,近70%的人前列腺内可以找到癌细胞,这些处于潜伏性前列腺癌状态的患者,不需要治疗。若都积极治疗,势必造成医疗资源的浪费并使患者承受不必要的经济负担和生理损害。但这不代表潜伏性前列腺癌就不需要管。因为潜伏性前列腺癌可以转化为"临床"性前列腺癌,这需要临床医生根据患者的多方面因素,综合考虑,最后给患者一个合理的治疗建议。

2. "馋"　前列腺癌就像一个嘴馋的孩子,这不吃、那不吃,只爱吃雄激素,一旦把雄激素阻断了,就像断了他的"粮草",癌细胞就会纷纷"饿死"。根据这一特性,临床上通过阻断雄激素治疗前列腺癌,即激素治疗，取得了良好效果。这种治疗方法使得前列腺癌成为在所有恶性肿瘤中唯——一个即使到了晚期仍可以获得满意治疗效果的肿瘤，它是前列腺癌非常重要的治疗方法，至今在临床上发挥着重要作用。可以说，激素治疗使每一位前列腺癌患者都看到了美好前景，大大提高了前列腺癌患者的远期存活率。

3. "顽" 这个"顽"不是顽固的"顽"，而是顽皮的"顽"，顽疾的"顽"。前列腺癌具有很高的雄激素依赖性，对其进行激素治疗时，由于机体内肿瘤"爱吃的粮草"（雄激素）被阻断而没有了，癌细胞就会逐渐适应新的环境，慢慢地转变为不依赖雄激素也能生长的肿瘤。这种不依赖雄激素也能生长前列腺癌称为激素非依赖性前列腺癌，而激素治疗无效的前列腺癌称为激素难治性前列腺癌，这两种前列腺癌就是顽疾。当然，随着研究的进展，发现激素非依赖性前列腺癌和激素难治性前列腺癌，并不都是对进一步的激素治疗无效，疾病的进展经常依赖雄激素和雄激素受体的相互作用。因此，相关科研工作者又针对雄激素的合成和雄激素受体研发了新药。同时，也用去势抵抗性前列腺癌（CRPC）取代激素非依赖性前列腺癌和激素难治性前列腺癌的概念。

·雄激素与前列腺癌之间有什么关系？·

从上面介绍来看，雄激素是前列腺癌"爱吃的粮草"，前列腺癌与雄性激素之间有什么关系呢？

男性的睾丸产生的睾酮是体内雄激素的主要来源。睾酮被5α-还原酶转换成双氢睾酮而对前列腺细胞起作用。雄性激素起着调控前列腺发育、生长、分化，维持其结构、功能的作用，撤除雄性激素后，会造成前列腺细胞破坏、DNA破碎、最终导致细胞凋亡。在正常男性身体中，雄性激素维持前列腺的正常生长发育。

而前列腺癌的发病与雄激素的调控失衡有直接关系，例如，年轻时切除睾丸的男性，从未有前列腺癌的发生；服用合成类固醇（外来雄激素的重要来源）的运动员，发生前列腺癌的年龄就比较轻；黑种人的血清睾酮水平比白种人高,黑种人的前列腺癌发病率也比白种人高;开始时用雄激素拮抗剂治疗时,80%前列腺癌患者有效。因此,过多的雄激素刺激前列腺,可能会导致前列腺癌的发生。

二、前列腺癌的检查与诊断

·诊断前列腺癌需要做哪些检查?·

正如经典病例中王先生那样,老年男性在例行体检时,都会进行血清PSA检查以及直肠指诊检查,发现异常再进行一系列的检查,才能确诊为前列腺癌。那么,诊断前列腺癌需要做哪些检查呢?

目前诊断前列腺癌主要依靠三大"法宝":直肠指诊、血清PSA及经直肠超声检查。

1. 直肠指诊 是诊断前列腺癌的主要方法。通过直肠指诊,手指可以触到前列腺大小、外形、有无不规则结节,肿块的大小、硬度、扩展范围及精囊情况。前列腺癌在直肠指诊时可发现前列腺质地硬如木石,两侧不对称,可触及结节。到了中晚期硬结就会变得坚硬,与周围固定,边界不清。

并不是直肠指诊触及结节就一定是前列腺癌,还应与一些良性疾病鉴别,如前列腺纤维变、肉芽肿性前列腺炎、前列腺结核等。因此,直肠指诊触及结节时,还应结合血清PSA水平。直肠指诊没有触及前列腺结节是不是就排出前列腺癌呢?也不是,原发于靠近尿道侧的肿瘤则于增大至一定程度时才能触及。因此,需要其他的检查方法检查。

2. 血清PSA 前列腺疾病(良性前列腺增生和前列腺癌)的治疗是可以通过缩小产生PSA的前列腺上皮体积及减少每个细胞产生PSA的数量来降低血清PSA水平。例如,常见的前列腺癌和良性前列腺增生的激素治疗,如双侧睾丸切除术治疗,促黄体生成激素释放激素类似物和非那雄胺治疗,前列腺癌的放疗,良性前列腺增生或前列腺癌手术切除前列腺组织的治疗方法都可以导致血清PSA水平的下降。非那雄胺是一种5α-还原酶抑制剂,在服用12个月后可降低血清PSA值达50%，应用非那雄胺治疗的患者应在开始治疗前检测PSA，并确定PSA基础值，而且在治疗过程中定期复查血清PSA，若在治疗过程中，血清PSA未降低50％或者继续增高者，应高度怀疑前列腺癌。

因此，在解释PSA值时应考虑存在的前列腺疾病、以前的诊断过程或前列腺疾病的治疗史。

3. 经直肠超声检查　在经直肠超声检查引导下在前列腺以及周围组织结构寻找可疑病灶，并能初步判断肿瘤的体积大小。但经直肠超声检查对前列腺癌诊断特异性较低，发现一个前列腺低回声病灶要与正常前列腺、经直肠超声检查、急性或慢性前列腺炎、前列腺梗死和前列腺萎缩等鉴别。但在经直肠超声检查引导下进行前列腺的系统性穿刺活检，是前列腺癌诊断的主要方法。

由于经直肠超声检查不能准确地检测局限性早期前列腺癌，因此并不能将经直肠超声检查为前列腺癌普查的一线检查方法。经直肠超声检查主要作用是对高危患者进行准确的活体组织检查，而不论经直肠超声检查结果如何。

· 血清PSA有哪些临床意义？·

血清PSA作为单一检测指标，与直肠指诊、经直肠超声检查比较，具有更高的前列腺癌阳性诊断预测率，同时可以提高局限性前列腺癌的诊断率和增加前列腺癌根治性治疗的机会。

1. 血清PSA检查时机　美国泌尿外科学会（AUA）和美国临床肿瘤学会（ASCO）建议50岁以上男性每年应接受例行直肠指诊、血清PSA检查。对于有前列腺癌家族史的男性人群，应该从45岁开始进行每年1次的检查。

国内经专家讨论达成共识，对50岁以上有下尿路症状的男性进行常规血清PSA和直肠指诊检查，对于有前列腺癌家族史的男性人群，应该从45岁开始定期检查、随访。对直肠指诊异常、有临床征象（如骨痛、骨折等）或影像学异常等的男性应进行血清PSA检查。

血清PSA检测应在前列腺按摩后1周,直肠指诊、膀胱镜检查、导尿等操作48小时后,射精24小时后,前列腺穿刺1个月后进行。血清PSA检测时应无急性前列腺炎、尿潴留等疾病。

2. 血清PSA结果的判定　目前在判定血清PSA结果时,认定血清t-PSA＞4.0 ng/mL为异常。对第一次检查血清PSA异常者建议复查。当血清t-PSA为4～10 ng/mL时,发生前列腺癌的可能性大于25%。中国人前列腺癌发病率低,国内一组数据显示血清t-PSA为4～10 ng/mL时,前列腺癌穿刺阳性率为15.9%。因此将血清t-PSA为4～10 ng/mL定义为判定前列腺癌的血清PSA灰区。

血清PSA受年龄和前列腺大小等因素的影响,我国前列腺增生患者年龄特异性t-PSA值各年龄段分别为:40～49岁为0～1.5 ng/mL,50～59岁为0～3.0 ng/mL,60～69岁为0～4.5 ng/mL,70～79岁为0～5.5 ng/mL,≥80岁为0～8.0 ng/mL。这构成了进行前列腺癌判定的灰区,在这一灰区内应参考以上血清PSA相关变数。也就是说≥80岁男性就不能以＞4.0 ng/mL为异常而是要以＞8.0 ng/mL为异常,其他年龄段依次类推。

3. 血清t-PSA　血清f-PSA和血清t-PSA作为常规同时检测。多数研究表明,血清f-PSA是提高血清t-PSA水平处于灰区的前列腺癌检出率的有效方法。

当血清t-PSA为4～10 ng/mL时,血清f-PSA水平与前列腺癌的发生率呈负相关。研究表明如患者血清t-PSA在上述范围,f-PSA/t-PSA＜0.1,则该患者发生前列腺癌的可能性高达56%;相反,如f-PSA/t-PSA＞0.25,发生前列腺癌的可能性只有8%。国内推荐f-PSA/t-PSA＞0.16为正常参考值(或临界值)。

4. 血清PSA密度(PSAD)　即血清t-PSA值与前列腺体积的比值。前列腺体积是经直肠超声测定计算得出的。PSAD正常值＜0.15,PSAD有助于区分前列腺增生和前列腺癌。当患者血清PSA在正常值高限或轻度增高时,PSAD可指导医师决定是否进行活检或随访。PSAD可作为临床参考指标之一。

5. **血清PSA速率(PSAV)** 即连续观察血清PSA水平的变化,前列腺癌患者的PSAV显著高于前列腺增生患者和正常人。其正常值为<0.75 ng/(mL·年)。如果PSAV>0.75 ng/(mL·年),应怀疑前列腺癌的可能。PSAV比较适用于血清PSA值较低的年轻患者。在2年内至少检测3次血清PSA,PSAV计算公式:[(PSA2-PSA1)+(PSA3-PSA2)]/2。

·经过直肠指诊、血清PSA及直肠超声检查能确诊前列腺癌吗?·

经过直肠指诊、血清PSA检查、经直肠超声检查,只能说初步考虑前列腺癌,但还不能确诊前列腺癌。确诊前列腺癌必须获得病理依据,只有通过病理检查到前列腺癌细胞,才能确诊。而病理检查必须要获得前列腺组织,这就需要对前列腺进行穿刺活检。

穿刺活检是前列腺癌最常用的检查方法,临床大多采用经直肠穿刺,穿刺前须进行直肠消毒,可以用活检穿刺针取组织块或用细针穿刺细胞学检查,其临床诊断正确率高达80%以上。为了提高诊断正确率目前都是在经直肠超声探头的引导下进行穿刺活检,这样可避免盲目性,提高准确率,同时这种方法对患者痛苦较小,容易被接受,但由于该技术要求比较高,如果抽得的前列腺细胞较少,可造成假阴性结果,从而延误患者的早期诊断。

目前,国内外最常用的是细针抽吸细胞学检查,该方法具有痛苦小、出血少、简单易学和安全等优点,目前已成为许多医院诊断前列腺癌的首选方法,但操作者必须是熟练的泌尿外科医生和病理科医生,否则假阴性率较高,会延误前列腺癌的早期诊断。过去国外曾经大量采用开放性经会阴和耻骨后前列腺活检术,因患者痛苦大、出血多,虽然诊断正确率较高,如今已很少使用。如果患者临床高度怀疑前列腺部尿道有恶性病变时,应进行经尿道活检或切除术。

前列腺穿刺活检可以在超声引导下穿刺活检,也可以非超声引导下穿刺活检。非超声引导下穿刺活检是一种通过手指在直肠指诊触及结节,将穿刺针经会阴或直肠前壁穿入结节,获得前列腺组织进行病理检查的方法。这种方法是一种盲穿，完全凭医生的手感，很难做到准确、均匀的取材；同时血尿、直肠出血、感染并发症的发生率也高。因此，逐渐被在超声引导下的穿刺活检取代。

超声引导下穿刺活检的全称是动态超声引导下经直肠活检枪前列腺穿刺活检。这种方法是将超声探头伸入直肠，对前列腺冠状、矢状面实时双画面成像检查，发现可疑病灶就在超声引导下进行穿刺。另一种情况就是血清PSA升高，但直肠指诊及超声均未发现明显可疑病灶，那么就要在超声引导下行系统性穿刺，即在超声下将前列腺平均分为6个区域，逐个区进行穿刺活检。这种方法定位准确，取材全面，有的放矢，正确率高；与此同时，这种方法操作简单，可用于门诊检查。直肠对针刺痛觉不明感，同时又在局麻下进行，因此，绝大部分患者都能承受。

·什么情况下需要进行前列腺系统性穿刺活检？·

王先生体检发现血清PSA升高，经过直肠指诊、前列腺超声及MRI检查，初步诊断为前列腺癌，为了确诊，进行前列腺系统性穿刺，能不能发现血清PSA升高就穿刺或者在什么情况下需要进行前列腺穿刺呢？

前列腺系统性穿刺活检是诊断前列腺癌最可靠的检查，但前列腺系统性穿刺需要在一定的时机下以及在一定的指证下才能穿刺。

1. 前列腺穿刺时机　因前列腺穿刺出血影响影像学临床分期。因此，前列腺穿刺活检应在MRI之后，在超声等引导下进行。

2. 其他情况　以下情况之一需要前列腺穿刺。

（1）直肠指诊发现前列腺有结节、超声发现前列腺低回声结节或MRI发现异常信号，这两种情况不论血清PSA是多少。

（2）血清PSA > 10 ng/mL，不论其他情况。

（3）血清PSA为4～10 ng/mL，要考虑血清f-PSA、血清t-PSA或PSAD有无异常，若这三者任何一个有异常，都需要前列腺穿刺。

（4）若血清PSA为4～10 ng/mL，如果血清f-PSA、血清t-PSA、PSAD或影像学检查结果正常，应密切随访。

·第一次穿刺结果不是前列腺癌应该如何处理？·

王先生第一次前列腺穿刺后确诊为前列腺癌；但临床上也有很多患者是良性前列腺增生，未发现有前列腺癌癌细胞，是不是就不是前列腺癌呢？

虽然在经直肠超声引导下前列腺系统性穿刺，穿刺成功发现前列腺癌细胞的概率很高，但毕竟是用细针对很小的病变穿刺，仍有较高的失败率，这与肿瘤体积大小、位置，穿刺针的方向、深度都有很大关系。因此，第一次前列腺穿刺未发现前列腺癌细胞，并不能排除前列腺癌可能。

如果第一次前列腺穿刺没有找到前列腺癌细胞，目前采取的方法是1～4个月后复查血清PSA，必要时再次做穿刺活检。有以下情况之一就需要重复穿刺。

（1）第一次穿刺病理发现非典型性增生或高级别前列腺上皮内瘤。这两种病变本身不是前列腺癌，但往往同前列腺癌并发，研究表明非典型性增生或前列腺上皮内瘤在5年内有半数以上发生前列腺癌，尤其是高级别前列腺上皮内瘤。因此需要再次穿刺活检。

（2）血清PSA > 10 ng/mL，仍需要再次活检。

（3）血清PSA为4～10 ng/mL，复查血清f-PSA、血清t-PSA、PSAD、直肠指诊或影像学检查，复查任何一项有异常，则需要再次穿刺。

（4）血清PSA为4～10 ng/mL，若复查血清f-PSA、血清t-PSA、PSAD、直肠指诊、影像学检查均正常。严密随访，每3个月复查血清PSA。如血清PSA连续2次 > 10 ng/mL或PSAV > 0.75 ng/mL/年，应再穿刺。

目前，2次穿刺间隔时间尚有争议，但多数认为是1～3个月。由于穿刺固有的特点，有可能2次穿刺都不能确诊前列腺癌，但仍高度怀疑是前列腺癌，那该怎么办？对2次穿刺阴性结果，但仍属上述（1）～（4）情况者，建议进行2次以上穿刺。如果2次穿刺阴性，并存在前列腺增生导致的严重排尿症状，可行经尿道前列腺切除术，将标本送病理进行系统切片检查。

三、前列腺癌的治疗

·确诊了前列腺癌需要马上治疗吗?·

王先生明确诊断为前列腺癌后进行了内分泌治疗。那么,确诊了前列腺癌需要马上治疗吗?

前面已经介绍前列腺癌具有"懒"的个性,它不像其他的恶性肿瘤如胃癌或肺癌确诊后不治疗,肿瘤就会不断进展最终威胁生命。而前列腺癌发展比较慢,在七八十岁老年男性中,有一半以上前列腺里已经有癌细胞,有一些甚至到去世得到确诊的前列腺癌也没有出现症状,就是说也有很多确诊的前列腺癌患者并不是死于前列腺癌。因此,对于一些可以与癌细胞和平共处、相安无事的患者,就像王先生想的那样,可以选择观察等待治疗,即主动监测前列腺癌的进程,在出现病变进展或临床症状明显时给予其他治疗。

如下的前列腺癌患者可以选择观察等待:① 低危前列腺癌(血清PSA为4~10 ng/mL,Gleason评分≤6,临床分期≤T_{2a})和预期寿命短的患者。② 晚期前列腺癌患者:不治疗没有不适症状,治疗后由于治疗的并发症可能导致生命缩短、生活质量下降,这样的晚期前列腺癌患者也可以选择等待治疗。

对于观察等待的患者要密切随访,每3个月复诊,检查血清PSA、直肠指诊,有时甚至要缩短复诊间隔时间和进行影像学检查。对于低危前列腺癌患者,一旦发现直肠指诊、血清PSA检查和影像学检查进展的就要考虑转为其他治疗。

·哪些前列腺癌患者应该选择根治手术治疗?·

王先生因为年龄较大,身体状况欠佳,没有选择前列腺癌根治手术治疗,那么前列腺癌根治手术是什么样的治疗方式,哪些前列腺癌患者应该选择前列腺癌根治手术呢?

根治性前列腺切除术(简称根治术)是治疗局限性前列腺癌最有效的方法,手术切除范围包括完整的前列腺、双侧精囊和双侧输精管壶腹段、膀胱颈部。通过长期临床观察,这种手术可以治愈绝大多数早期前列腺癌患者；即使肿瘤穿越了前列腺包膜，只要肿瘤分化程度高，手术切除彻底，也同样可以达到治愈。当然，若肿瘤分化差或已经侵犯精囊、膀胱颈，治愈机会就低了。

在选择前列腺癌根治术时要考虑肿瘤的临床分期、患者的预期寿命和健康状况。手术没有硬性的年龄界限，但70岁以上的患者伴随年龄增长，手术合并并发症及病死率将会增加。

1. 肿瘤的临床分期　适应于局限前列腺癌，即早期前列腺癌，临床分期 $T_1 \sim T_{2c}$ 的患者。对于中晚期前列腺癌如临床分期 T_3 期的前列腺癌尚有争议，主要原因在于中晚期前列腺癌手术切除可能有肿瘤残留的风险，即高的切缘阳性率。因此主张对 T_{2c} 和 T_3 给予新辅助治疗后再行根治术，降低切缘阳性率。

2. 患者的预期寿命　预期寿命≥10年者则可选择根治术。

3. 患者的健康状况　前列腺癌患者多为高龄男性，手术并发症的发生率与身体状况密切相关。因此，只有身体状况良好，没有严重的心肺疾病的患者适应根治术。

对于血清 PSA > 20 或 Gleason 评分 ≥ 8 的局限性前列腺癌属于高危患者，如果符合上述分期和预期寿命条件的，也可以选择根治术，但根治后要给予其他辅助治疗。

一旦确诊为前列腺癌并符合上述根治性手术条件者应采取根治术。但经直肠穿刺活检者应等待6～8周，可能减降低手术难度和减少并发症。经尿道前列腺切除术者应等待12周再行手术。

· 前列腺癌根治术有哪些手术并发症？ ·

根治性前列腺切除术是泌尿外科一项大手术，是否选择这一手术，患者及家属都有好多顾虑，大多数顾虑主要集中并发症。根治性前列腺切除术有哪些并发症呢？

目前前列腺癌根治术并发症主要有术中严重出血、直肠损伤、术后阴茎勃起功能障碍、尿失禁、膀胱尿道吻合口狭窄、尿道狭窄、深部静脉血栓、淋巴囊肿、尿瘘、肺栓塞。腹腔镜前列腺癌根治术还可能出现沿切口种植转移、转行开腹手术、气体栓塞、高碳酸血症、继发出血等并发症。随着手术技术及科技的发展，机器人前列腺癌根治术越来越多，并发症越来越少。在前列腺癌根治术术后最常见的并发症有下列几个方面。

1. 膀胱颈部狭窄　多与吻合口黏膜对合不良或者膀胱颈部重建时缝合过紧有关。发生膀胱颈狭窄的患者常诉术后拔除导尿管后尿线逐渐变细，最后出现排尿滴淋不尽。对这种患者可以行尿道扩张，如果扩张1～2次效果不佳，可以用冷刀行膀胱颈口切开术。

2. 尿失禁　这种并发症极少发生，但对患者生活影响最大，也是最恐怖的。只要在术中防止损伤盆底肌肉并重建膀胱颈部，以恢复控制排尿的结构及功能，就能保留控制排尿的能力。

3. 勃起功能障碍　发生这种并发症主要与肿瘤穿透包膜，侵犯精囊或手术中为彻底切除肿瘤而切除了神经血管束有关。术后性功能的恢复主要与患者年龄、肿瘤的临床病理分期及手术操作这3个因素有关。随着前列腺癌检查技术的进步，更多早期前列腺癌得以发现；以及手术技术的进步如腹腔镜或机器人前列腺癌根治术，前列腺的神经血管束得以保留。

尽管可能出现这些并发症，但对于前列腺癌对患者的威胁，这些并发症还是微不足道的。

·前列腺癌内分泌治疗是什么？·

通过上面的介绍，我们知道了前列腺癌可以等待观察，也可以选择前列腺癌根治术，而王先生既没有选择等待观察，也没有选择前列腺癌根治术，而是选择了内分泌治疗，这是一种什么治疗方式？

前面我们介绍前列腺癌具有"馋"的个性，根据这一个性，早在1941年，Huggins和Hodges发现了通过手术去势（通过手术切除患者双侧睾丸）和减少或拮抗雄激素可延缓转移性前列腺癌的进展，并首次证实了前列腺癌对雄激素去除的反应性。前列腺细胞在无雄激素刺激的状况下将会发生凋亡。能够减少或拮抗雄激素进而延缓前列腺癌的进展的治疗方式,均称为内分泌治疗。

内分泌治疗的目的是降低体内雄激素浓度、抑制肾上腺来源雄激素的合成、抑制睾酮转化为双氢睾酮或阻断雄激素与其受体的结合,以抑制或控制前列腺癌细胞的生长。

·前列腺癌内分泌治疗有哪些方法?·

通过上面介绍,我们知道内分泌治疗是通过降低雄激素的来源和抑制或阻断雄激素与前列腺的结合这两种方式达到治疗目的的,那么内分泌治疗具体有哪些方法呢?

内分泌治疗的方法包括:① 去势治疗;② 最大限度雄激素阻断;③ 间歇内分泌治疗(IHT);④ 根治术前新辅助内分泌治疗(NHT);⑤ 辅助内分泌治疗(AHT)。

1. 去势治疗

(1)手术去势:通过手术切除患者双侧睾丸,手术去势可使睾酮迅速且持续下降至极低水平(即去势水平),从而使前列腺癌"断绝粮草"而"饿死"癌细胞。这种治疗方式主要的不良反应是对患者的心理影响。

(2)药物去势:作用的原理如图2-3所示,促黄体素释放素(LHRH),刺激垂体释放黄体生成素(LH)及卵泡刺激素(FSH),促黄体素释放素类似物(LHRH-α)是人工合成的LHRH,主要有亮丙瑞林、戈舍瑞林、曲普瑞林。药物去势就是"以假乱真",本来LHRH可以通过一系列分泌,最后刺激睾丸和肾上腺按照一定节律和量的分泌雄激素,现在用假的LHRH(即LHRH-α)与垂体结合,扰乱雄性激素的节律和量的分泌,更严重的是假的占据了真LHRH与垂体结合的位点,使真的没有位置,就不能促进雄性激素的分泌,从而使睾酮水平下降。在注射LHRH-α后,睾酮水平逐渐升高,在1周时达到最高点(睾酮一过性升高),然后逐渐下降,至3~4周时可达到去势水平,但有10%的患者睾酮不能达到去势水平。LHRH-α已成为雄激素去除的标准治疗方法之一。缓释剂型为1、2、3或6个月注射1次。

由于初次注射LHRH-α时有睾酮一过性升高,故应在注射前2周或当日开始，给予抗雄激素药物至注射后2周，以对抗睾酮一过性升高所导致的病情加剧。对于已有骨转移脊髓压迫的患者，应慎用LHRH-α，可选择迅速降低睾酮水平的手术去势。

（3）雌激素：作用于前列腺的机制包括下调LHRH的分泌，抑制雄激素活性，直接抑制睾丸Leydig细胞功能，以及对前列腺细胞的直接毒性。最常见的雌激素是己烯雌酚。可以达到与去势相同的效果，但心血管方面的不良反应明显增加。因此，应用时应慎重。雌激素是经典的内分泌治疗方法之一。

2. 最大限度阻断雄激素　在去势的基础上，联合应用抗雄激素药物，以求同时去除或阻断睾丸来源和肾上腺来源的雄激素。抗雄激素药物主要有两大类：一类是类固醇类药物，其代表为醋酸甲地孕酮；另一类是非类固醇药物，主要有比卡鲁胺和氟他胺。临床常用的是去势合并非类固醇类抗雄激素药物的雄激素最大限度雄激素阻断方法，即外科去势合用氟他胺或比卡鲁胺；或者药物去势合用氟他胺或比卡鲁胺，这种方法与单纯去势相比可延长总生存期3～6个月，平均5年生存率提高2.9%。对于局限性前列腺癌，使用最大限度阻断雄激素治疗时间越长，复发率越低。而合用比卡鲁胺的最大限度雄激素阻断疗法，相对于单独去势可使死亡风险降低20%，并可相应延长无进展生存期。

3. 间歇内分泌治疗　在雄激素缺如或低水平状态下，能够存活的前列腺癌细胞通过补充的雄激素获得抗凋亡潜能而继续生长，从而延长进展到激素非依赖的时间。间歇内分泌治疗的优点包括提高患者生活质量、可能延长雄激素依赖时间、可能有生存优势、降低治疗成本。间歇内分泌治疗的临床研究表明在脱离治疗期间患者生活质量明显提高，如性欲恢复等。可使肿瘤细胞对雄激素依赖时间延长，而对病变进展或生存时间无大的负面影响。间歇内分泌治疗更适于局限性病灶及经过治疗局部复发者。

间歇内分泌治疗主要适用于局限前列腺癌，无法行根治性手术或放疗；局部晚期患者（T_3～T_4期）；转移前列腺癌；根治术后病理切缘阳性;根治术或局部放疗后复发。间歇内分泌治疗的治疗模式多采用最大限度雄激素阻断方法,也可用药物去势。

间歇内分泌治疗的停止治疗国内推荐停药标准为血清PSA≤0.2 ng/mL后,持续3~6个月。当血清PSA>4 ng/mL后开始新一轮治疗。

间歇内分泌治疗的意义在于可能保持前列腺癌细胞的激素依赖性,延缓前列腺癌细胞进展到非激素依赖性的进程,从而可能延长患者的生存期。而其治疗潜在的风险是否可加速雄激素依赖性向非激素依赖性的发展;在治疗的间歇期病灶是否会进展。

4. 根治术前辅助内分泌治疗 主要适用于T_2、T_{3a}期,准备行前列腺癌根治术,在根治性前列腺切除术前,对前列腺患者进行一定时间的内分泌治疗,以缩小肿瘤体积、降低临床分期、降低前列腺切缘肿瘤阳性率,进而提高生存率。

根治术前辅助内分泌治疗的治疗方法也是采用最大限度阻断雄激素方法,时间为3~9个月。临床研究发现辅助治疗可能降低临床分期,可以降低前列腺切缘肿瘤的阳性率,降低局部复发率。长于3个月的治疗可以延长存活期,而对总存活期的作用需更长时间的随访。辅助治疗不能减少淋巴结和精囊的癌细胞浸润。

5. 前列腺癌的辅助内分泌治疗 是指前列腺癌根治性切除术后或根治性放疗后,即刻开始辅以内分泌治疗。例如,根治术后病理切缘阳性;术后病理证实为T_3期或≤T_2期但伴高危因素(Gleason评分>7,血清PSA>20 ng/mL)。其目的是治疗切缘残余病灶、残余的阳性淋巴结、微小转移病灶,提高长期存活率。

辅助内分泌治疗的方式主要有:最大限度全阻断雄激素;药物去势;抗雄激素(包括甾体类和非甾体类);手术去势。

辅助内分泌治疗主要针对切缘阳性,分期高及≤T_2期伴高危因素的患者,多数文献报道能延缓疾病进展,但能否提高患者的生存率尚无一致结论。治疗时机及时限的选择应综合考虑患者的病理分期、治疗不良反应和费用等,目前尚无定论。

·治疗前列腺癌为何有时要切除睾丸？·

前列腺癌是雄激素依赖型肿瘤，雄激素对于前列腺癌的生长和发展具有重要的作用。由于前列腺癌好发于年龄较大的患者，患者常常因合并有其他重要脏器疾病而不能行前列腺癌根治术，而且前列腺癌发病隐蔽，发现时往往已进入晚期而丧失根治手术治疗机会。据临床统计，90％以上的前列腺癌是依赖雄性激素而生长的，而人体内95％以上的雄性激素来源于双侧睾丸（另有约5％来源于肾上腺皮质），因此体内雄性激素的主要来源是睾丸组织，切除前列腺癌患者的双侧睾丸可显著降低血清内雄激素水平。进而有效地阻止对雄性激素敏感的癌细胞的生长，使局部癌性病变缩小，症状缓解甚至消失。由于双侧肾上腺摘除手术较困难，且肾上腺分泌雄性激素量较少，所以临床上对于无前列腺癌根治性手术适应证的患者，通常考虑施行双侧睾丸切除术，此方法简单易行、疗效较好，目前在临床上较常使用。但双侧睾丸切除术不能彻底消除体内的雄激素，且该手术对前列腺癌组织内雄性激素非依赖性瘤细胞无效，所以远期疗效较差，加上患者切除双侧睾丸后性功能会完全丧失，患者往往在心理上难以接受该手术方式，为此，泌尿外科医生在决定为患者做双侧睾丸切除术时须持慎重态度。

·转移性去势抵抗性前列腺癌有哪些治疗方法？·

当肿瘤进入去势抵抗期后便会给患者带来巨大痛苦。虽然一开始时去势抵抗性前列腺癌仅仅表现为治疗过程中血清PSA水平的升高，但这种升高意味着肿瘤细胞不断地生长、增殖。此后不久，肿瘤细胞就会出现明显的转移性和侵袭性。

对转移性去势抵抗性前列腺癌可以采用化学治疗，在选择化疗方案时要考虑患者是否化疗、有无症状、身体状况及已经使用过的药物等因素。

（1）无症状或轻微症状但身体状况良好的转移性去势抵抗性前列腺癌者：选择醋酸阿比特龙联合泼尼松、多西他赛。

（2）有症状但身体状况良好的转移性去势抵抗性前列腺癌者：选择醋酸阿比特龙、多西他赛联合泼尼松、酮康唑、米托蒽醌治疗。

（3）有症状但身体状况差的转移性去势抵抗性前列腺癌者：选择醋酸阿比特龙联合泼尼松治疗。

总之，应该根据患者的具体情况"因人施治"，采取不同的治疗手段，才能得到较好的疗效，延缓病情发展，改善患者生活质量。

· 有些前列腺癌患者经内分泌治疗后血清PSA再次升高有哪些原因，如何处理？·

王先生每3个月定期复查血清PSA，即动态监视血清PSA的改变，若血清PSA再次升高该如何处理，有哪些原因？

在前列腺癌的治疗中存在一个巨大的遗憾，就是前列腺癌经过持续内分泌治疗后病变会复发、进展。大多数患者起初都对内分泌治疗有反应，但经过14～30个月后，几乎所有患者病变都将逐渐发展为激素非依赖前列腺癌。在激素非依赖发生的早期有些患者对二线内分泌治疗（二线内分泌治疗是指用首先推荐使用的内分泌治疗一段时间后，由于化疗药物敏感性下降等原因导致疾病又出现复发和进展，再采用的内分泌治疗方案）仍无反应或二线内分泌治疗过程中病变继续发展的则称为激素难治性前列腺癌。

去势抵抗性前列腺癌指血清睾酮＜50 ng/mL且间隔1周连续3次血清PSA升高，较最低值升高50%以上。也就是说血液中雄激素水平已经被抑制的很低了，但肿瘤没有被"饿"死，反而生长的更快。对于去势抵抗性前列腺癌目前还没有特效药物治疗，需要我们继续研究，找到更好的办法。在找到更好地办法之前，我们主要采用以下方法。

1. 加用抗雄激素药物　对于采用单一去势（手术或药物）治疗的患者，加用抗雄激素药物，25%～40%的患者血清PSA下降＞50%，平均有效时间为4～6个月。

2. 停用抗雄激素药物　对于采用联合雄激素阻断治疗的患者，

推荐停用抗雄激素药物,停用4～6周后,约1/3的患者出现抗雄激素撤除综合征,血清PSA下降＞50%,平均有效时间4个月。

3. 抗雄激素药物互换　氟他胺与比卡鲁胺相互替换,25%～40%患者仍能获益,平均有效时间为4～6个月。

4. 肾上腺雄激素抑制剂　如酮康唑、皮质醇激素(氢化可的松、泼尼松、地塞米松)。人体中的肾上腺分泌约10%的循环雄激素。一些去势抵抗性前列腺癌患者的肿瘤仍然保留雄激素敏感性,肾上腺雄激素抑制剂可以使循环雄激素水平进一步降低从而诱导临床反应。

5. 低剂量的雌激素药物　雌二醇、甲地孕酮等,可以实现24%～40%的血清PSA治疗反应,持续时间为4～8个月,但这些药物会增加血栓的风险。

·前列腺癌可以放疗吗?·

前列腺癌对放疗比较敏感,其敏感性与癌细胞分化程度成反比,即瘤细胞分化程度越低疗效越好。放疗能使肿瘤病灶明显缩小,提高患者生存质量,部分患者还有治愈的希望。目前临床上使用放疗时,最常用的方法是体外照射和近距离放疗,其中,体外照射最为常用。放疗对性功能没有影响或者影响较小,放疗与手术疗法相比对早期前列腺癌有相同的疗效。对于下列情况即可考虑行放疗:① 患者全身情况差、年龄大而不能耐受根治手术;② 中期前列腺癌;③ 临床上在行前列腺增生切除术后病理检查发现有前列腺癌;④ 根治性前列腺癌术后肿瘤已穿透包膜而有精囊或局部浸润者;⑤ 前列腺癌术后复发;⑥ 晚期前列腺癌患者通常可先给予放疗,有时可使用手术加放疗的联合治疗,部分晚期前列腺癌行放疗后肿瘤可明显缩小,进而给进一步手术创造机会;⑦ 前列腺癌发生骨转移时,尤其需要对受转移的骨骼进行1～2周的放疗,以缓解转移灶引起的骨骼疼痛。

总之,放疗在前列腺癌治疗中起着重要作用,但放疗也有适应证,如患者有严重放疗禁忌证,那么临床就不能选择放疗。放疗会引起放射性膀胱炎等并发症,所以应严格掌握放疗的剂量、时间及放疗的范围、深度等。

四、前列腺癌的预后与处理

·前列腺癌患者生活上有哪些注意事项?·

前列腺癌患者在日常生活中应注意以下几方面:① 保持情绪稳定,积极配合治疗;② 禁烟酒,少食甘肥辛辣之品及类雄激素样食品和药品;③ 多食绿叶食物、水果;④ 适当锻炼身体,节制房事。

对于已行手术或其他疗法的患者应加强生活护理,对于已发生远处转移如骨转移的患者,行走和活动时应注意安全,以防病理性骨折的发生。总之,只要患者能采取积极的态度,选择最有益于健康的生活方式,就能延长生存时间,如能早期诊断并采取正确有效的治疗方法,就会有治愈的希望。

第四章　前列腺炎

第一节　经典病例

·概述·

患者陈某,29岁。4个月前大量饮酒后"受凉",出现尿频、尿痛,伴有高热,诊断为急性前列腺炎,予以补液抗感染治疗3天,尿频、尿痛缓解,未再次诊治。今再次出现会阴部胀痛伴尿痛,晨起有尿道口滴白,无尿急、尿频,无发热。门诊诊断为慢性前列腺炎,予以口服左氧氟沙星、坦洛新,2周后尿痛消失,会阴部胀痛缓解,予以复方磺胺甲噁唑及热淋清口服4周,会阴部胀痛消失。

·检查·

1. 体格检查　双侧肋脊角对称,局部无压痛和叩击痛,双肾未触及;双侧输尿管走行区无压痛及肿块,耻骨上膀胱区膨隆,叩诊呈浊音。阴毛男性分布,阴茎成年型,尿道口无红肿及分泌物。双睾丸、附睾不肿大、无触痛。直肠指诊:前列腺Ⅰ度增生,质地韧,表面光滑、有压痛,中间沟平,肛门括约肌无明显松弛。

2. 实验室检查及其他辅助检查

(1) 尿常规:白细胞(12个/HP)。

(2) 前列腺液常规:白细胞(30个/HP),卵磷脂小体(少)。

(3) 前列腺超声:前列腺增生,前列腺钙化,慢性前列腺炎。

·**诊断**·

1. 初步诊断　慢性前列腺炎。

2. 确定诊断　慢性前列腺炎。

·**治疗**·

1. 治疗方法　药物治疗。

2. 治疗经过　口服左氧氟沙星、坦洛新,2周后尿痛消失,会阴部胀痛缓解,予以复方磺胺甲噁唑及热淋清口服4周,会阴部胀痛消失,予以停药。

·**结果**·

治愈。患者小便自解,尿线粗,尿色清,一般情况可。体格检查:神清,心肺听诊无异常,腹软,无压痛,双侧肋脊角对称,双肾未触及,双侧脊肋区无叩击痛,双侧输尿管无压痛;耻骨上膀胱区不充盈,未及明显包块,无触痛。

·**预后**·

1. 预后预期　患者预后良好。

2. 随访意见　3周后复查。

3. 随访结果　患者排尿畅,尿线粗,尿色清,无特殊不适。

4. 家庭护理指导　应戒酒,忌辛辣刺激食物;避免憋尿、久坐;注意保暖,加强体育锻炼;保持大便通畅;建立规律的性生活。

第二节　病例剖析

一、前列腺炎概述

·**年轻人也会得前列腺炎吗?**·

在门诊经常碰到像本章第一节经典病例中的患者陈某(以下称"陈先生")那样的年轻人问自己有尿急、尿频、排尿不畅、会阴部不舒服是什么病。当我们说可能是前列腺疾病时,他们很疑惑,前列腺疾病不是老年人疾病吗?难道年轻人也会得前列腺疾病吗?

答案是肯定的。年轻人也会得前列腺疾病,这就是前列腺炎。前列腺炎是成年男性的常见疾病。有资料显示约有50%的男性在一生中的某个时期会受到前列腺炎的影响。部分前列腺炎可能严重地影响患者的生活质量。前列腺炎患者占泌尿外科门诊患者的8%～25%，在我国，15～60岁男性前列腺炎症状的比例为8.4%，因此，前列腺炎可以影响各个年龄的成年男性，其中，50岁以下男性患病率较高。此外，前列腺炎发病也可能与季节、饮食、性活动、泌尿生殖道炎症、良性前列腺增生或下尿路综合征、职业、社会经济状况及精神心理因素等有关。

·前列腺炎有哪些症状？·

陈先生"受凉"后，出现了类似前列腺增生的症状，如尿频、尿痛，难道前列腺增生和前列腺炎一样吗？前列腺炎有没有特别的症状？

前列腺炎和前列腺增生有很大的不同，症状也是各有特点。前列腺炎分为急性前列腺炎和慢性前列腺炎。急性前列腺炎是一种定位于前列腺的急性感染性疾病，有明显的下尿路感染症状及畏寒、发热和肌痛等全身症状，尿液、前列腺液中白细胞计数升高甚至出现脓细胞。而慢性前列腺炎是指前列腺在病原体或（和）某些非感染因素作用下，患者出现以骨盆区域疼痛或不适、排尿异常等症状为特征的一组疾病。

1. 急性前列腺炎　急性前列腺炎开始发作时，有许多症状与尿道感染的症状类似，但也有些特异症状，这需要专业的泌尿外科医师来鉴别。急性前列腺炎发病之前，常有感冒、饮酒过度、性欲过度、疲劳、痔内注射药物及会阴损伤等诱因，尤其是患有糖尿病及免疫功能减退者。其主要临床症状有：突然发作的会阴部及后背部的疼痛伴寒战、发热，伴有排尿疼痛、尿急、尿频、尿道口有脓性分泌物；有的患者会出现尿潴留、排尿困难、排便痛；性欲减退、血精、性交痛等性功能障碍的症状。有时，前列腺炎会通过输精管逆行扩散到附睾并引起急性精囊炎、输精管炎和附睾炎。

急性前列腺炎发病时，细菌在部分或整个前列腺内产生强烈的炎症反应。这时，后尿道、前列腺导管及其周围间质组织发生明显的充血水肿,并逐渐加重,如症状得不到控制,体温持续升高,白细胞计数升高,说明前列腺小管和腺泡内形成许多小脓肿。这些小脓肿逐渐增大,可以侵入更多的实质和周围基质中,即形成大的脓肿。这些改变使前列腺体积增大,压迫尿道,导致下尿道的梗阻。再加上患者由于剧烈的排尿疼痛而抑制了排尿反射;以及由于发热等全身反应造成逼尿肌无力,出现排尿困难。

2. 慢性前列腺炎 慢性前列腺炎症状比较复杂,临床表现也各不相同,主要有以下表现:① 排尿不适,尿频、尿痛、尿液混浊、尿道口滴白;② 会阴和肛门区不适,主要表现为闷痛或饱胀感;③ 放射痛:这是由于前列腺炎症涉及神经,引起腰背部酸痛,甚至有些还可放射到阴茎、阴囊、小腹、大腿或者臀部;④ 性功能障碍:性欲减退、勃起功能障碍、早泄、不育等;⑤ 精神症状:由于慢性前列腺炎迁延不愈,患者出现乏力、失眠、忧郁的症状。

· 前列腺炎分为哪几种类型? ·

通过经典病例中的描述,我们知道陈先生第一次发病是急性前列腺炎,第二次发病是慢性前列腺炎,前列腺炎根据什么来分类? 又有哪几种类型?

前列腺炎是前列腺炎症的总称,其分为几种类型,不同的类型治疗的方式也不尽相同。1995年美国国立卫生研究院(NIH)根据对前列腺炎的基础和临床研究情况,制定了一种新的分类方法。

1. Ⅰ型前列腺炎 急性细菌性前列腺炎,起病急,可表现为突发的发热性疾病,伴有持续和明显的下尿路感染症状,尿液中白细胞计数升高,血液和(或)尿液中的细菌培养阳性。

2. Ⅱ型前列腺炎 慢性细菌性前列腺炎,占慢性前列腺炎的5%～8%。这类前列腺炎是由细菌、衣原体、支原体等致病微生物感染引起,是一个慢性发病过程。其主要症状是有反复发作的下尿路感染症状,持续时间超过3个月。

3. Ⅲ型前列腺炎 慢性前列腺炎/慢性骨盆疼痛综合征(CP/

CPPS),是前列腺炎中最常见的类型,占慢性前列腺炎的90%以上。主要表现为长期、反复的骨盆区域疼痛或不适,持续时间超过3个月,可伴有不同程度的排尿症状和性功能障碍,严重影响患者的生活质量。

4. Ⅳ型前列腺炎　无症状性前列腺炎(AIP)。无主观症状,仅在有关前列腺方面的检查(前列腺液、精液、前列腺组织活检及前列腺切除标本的病理检查等)时发现炎症证据。

Ⅰ型为急性病程,即急性前列腺炎,而Ⅱ型和Ⅲ型为慢性病程,即慢性前列腺炎。

·前列腺炎有哪些病因?·

陈先生发病前有大量饮酒后"受凉",是不是与发病有关系呢?前列腺炎有哪些病因?

1. Ⅰ型前列腺炎　病原体感染为主要致病因素。由于机体抵抗力低下,毒力较强的细菌(如大肠埃希菌、金黄色葡萄球菌、肺炎克雷伯菌、变形杆菌和假单胞菌属)感染前列腺并迅速大量生长繁殖引起,多为血行感染或经尿道逆行感染。

2. Ⅱ型前列腺炎　也是由病原体感染引起的,但机体抵抗力较强和(或)病原体毒性较弱,以逆行感染为主,病原体主要为葡萄球菌属,其次为大肠埃希菌、棒状杆菌属及肠球菌属等。前列腺结石和尿液反流可能是病原体持续存在和感染复发的重要原因。

3. Ⅲ型前列腺炎　发病机制未明,病因学十分复杂,存在广泛争议:可能是多种病因同时作用,其中一种或几种起关键作用;或者是许多不同疾病,但具有相同或相似的临床表现;甚至这些疾病已经治愈,而它所造成的损害与病理改变仍然持续独立起作用。多数学者认为其主要病因可能是病原体感染、炎症和异常的盆底神经肌肉活动等的共同作用。

4. Ⅳ型前列腺炎　因无临床症状,常因其他相关疾病检查时被发现,所以缺乏相关的研究资料,可能与Ⅲ型前列腺炎的部分病因相同。

· 前列腺炎是如何发生的? ·

陈先生在日常生活中是出租车司机,需要长时间坐着,与前列腺炎有关吗? 前列腺炎是如何发生的?

前列腺炎,尤其是慢性前列腺炎是泌尿外科最难诊治的疾病之一,原因在于至今还没有对前列腺炎有清楚的认识,目前认为前列腺炎的发生与以下因素关系密切。

1. 前列腺充血　前列腺位于人体骨盆深部,此处血管丛丰富,前列腺内部血流缓慢,一旦有某些因素引起前列腺局部充血将进一步减慢前列腺内的血流速度,使前列腺内产生血液淤滞。一旦致病菌抵达血液淤积的前列腺,就容易再次定居。而前列腺深居体内,温度恒定有利于致病菌的生长繁殖,再加上血流缓慢不利于免疫系统对局部炎症的清除,共同作用产生炎症的加重及迁延不愈。因此,前列腺充血是前列腺炎的一个重要的发病原因。

前列腺充血常见于以下情况:① 会阴部长时间压迫:骑自行车、久坐、长时间开车等直接减慢盆底血流速度,造成前列腺局部充血;② 感冒受凉:前列腺内α受体丰富,受凉后,机体交感神经活动,导致前列腺内部压力增加,血液排出受限,产生充盈性充血;③ 性生活不正常:性活动频繁会造成前列腺充血;④ 饮酒:饮酒后血管血流加快,注入盆底的血流量增加,前列腺内滞留的血液也会增加。

2. 病原体感染　由于前列腺腺管与尿道直接相通,因此,尿道内病原体感染后没有等到良好治疗,侵入前列腺,或者通过血液、淋巴液及周围器官的炎症蔓延进入前列腺。

3. 排尿功能失调　某些因素引起尿道括约肌频繁过度收缩,导致膀胱出口梗阻与残余尿形成,造成尿液反流入前列腺,不仅可将病原体带入前列腺,也可直接刺激前列腺,诱发无菌性"化学性前列腺炎",引起排尿异常和骨盆区域疼痛等。

4. 精神、心理因素　研究表明,经久不愈的前列腺炎患者中一半以上存在显著的精神、心理因素和人格特征改变,如焦虑、压抑、疑病症和癔病,甚至自杀倾向。这些精神、心理因素的变化可引起非自主神经功能紊乱,造成后尿道神经肌肉功能失调,导致骨盆区域疼痛及排尿功能失调。消除精神紧张可使症状缓解或痊愈。

5. 免疫反应异常　前列腺炎可能是一种过敏性炎症反应或自身免疫性疾病。前列腺来源的某些精浆蛋白抗原如血清PSA等可以作为自身抗原性物质；病原体的残余碎片或坏死组织也可作为抗原，诱发前列腺的免疫反应，造成抗原抗体复合物沉积，导致一系列的临床表现。

在以上情况的基础上，一些因素会诱发前列腺炎发病，这些诱因包括酗酒、嗜辛辣食品、不适当的性活动、久坐引起前列腺长期充血；受凉、过劳导致机体抵抗力下降或特异体质；盆底肌肉长期慢性挤压；导尿等医源性损伤等。

·慢性前列腺炎与附睾炎有什么关系？·

像陈先生这样的患者，有些同时合并有阴囊痛，或者有些先是阴囊痛，以附睾炎治疗好了，再出现慢性前列腺炎的症状。那么，慢性前列腺炎与附睾炎之间有什么关系吗？

前列腺和附睾都是男性生殖系统的重要器官，两者有一个共同开口，因此前列腺和附睾有着密切的内在联系。慢性前列腺炎时，致病菌可以通过输精管管腔逆向进入附睾，或者通过淋巴系统到达附睾，引起附睾炎。慢性附睾炎时，致病菌也可以通过输精管顺流到达前列腺，或通过淋巴系统引起前列腺炎。这种联系在淋球菌感染时表现最明显。如果治疗不及时或不彻底，在急性症状消退后，患者往往会长期存在慢性前列腺炎症状。

·慢性前列腺炎会不会传染？·

前列腺液是精液的一部分，那么前列腺炎患者的精液里是不是也会有细菌；如果是这样，性生活会不会导致将炎症传染给配偶呢？

前面分类我们已知道，慢性前列腺炎分为细菌性前列腺炎和非细菌性前列腺炎。非细菌性前列腺炎即无菌性前列腺炎，是没有传染性的。而细菌性前列腺炎又要根据感染细菌的不同分为传染性和非传染性。在非传染性细菌性慢性前列腺炎中，大部分是由大肠埃希菌感染所致，虽然在患者精液中能查到这种细菌，但由于女性阴道内有较强的抵抗力，可以抵抗这类细菌，因而不会通过性生活传染给配偶。

传染性细菌性慢性前列腺炎以淋病双球菌、衣原体、支原体、滴虫和真菌为主的致病菌；其中，淋病双球菌、衣原体、支原体所致的慢性前列腺炎应归入性病范围。以上所有细菌感染所致的前列腺炎均具有传染性，都可以通过性生活传染给配偶，引起配偶的阴道炎。反之，女性有上述细菌感染引起的阴道炎也可以通过性生活传染给男性配偶。因此，这类细菌感染的慢性前列腺炎患者应在治疗早期避免性生活，若女方有可能被感染或女方是传染源，则应双方同时治疗。

·淋菌性前列腺炎是如何引起的？·

从上面介绍，我们得知感染淋病双球菌的前列腺炎是一种传染性慢性前列腺炎，那么得了淋病就一定会形成淋菌性前列腺炎吗？淋菌性前列腺炎又是如何引起的？

淋病为淋菌性尿道炎的俗称，是最常见的性病之一，是由淋病双球菌传播所引起的，主要损害泌尿生殖器官。绝大多数患者都是通过性行为传染的，感染淋病后，淋球菌可沿尿道黏膜自前向后扩展，形成后尿道炎和淋菌性前列腺炎。

一般认为，在性交时感染上淋病双球菌后，淋菌性尿道炎的发生在感染后2～8天，大多数在4天后发病，而淋菌性前列腺炎多发生在淋菌性尿道炎出现后的几个星期之内。这一时间的长短，常常与体弱、酗酒等因素有关，应用抗生素后可以延长。

大多数的淋菌性前列腺炎是在淋菌性尿道炎的基础上，由于不适当的治疗、性冲动频繁，以及饮酒、劳累等因素的影响，使淋病双球菌侵入前列腺排泄管而引起的。据有关资料统计，约有20%的淋病性后尿道炎的患者合并有淋菌性前列腺炎。

在临床上，淋菌性前列腺炎可分成急性和慢性两种类型，前面所讲述的实际上是急性淋菌性前列腺炎，而慢性淋菌性前列腺炎大多是从急性迁延而来，也可以一开始就表现为慢性炎症经过。不过，无论发病情况怎样，发病之前肯定都有不洁性交史和淋菌性尿道炎的病史。

· 非淋菌性前列腺炎主要有哪几种？是不是性病？·

非淋菌性前列腺炎的致病菌种类较多，包括衣原体、支原体、包皮杆菌、大肠埃希菌、滴虫、白色念珠菌和疱疹病毒等，但最常见、最重要的病原体是解脲支原体和衣原体，此两者造成的感染占本病的70%～80%，有人做过调查研究后发现，未有过性生活的妇女阴道内没有支原体，只有一个性交对象的妇女，有37.5%阴道内有支原体，有3个或3个以上性交对象的妇女阴道内有支原体者可达75%。由此可见，此类疾病主要是通过不洁性交而传播的。非淋菌性前列腺炎和淋菌性前列腺炎一样，都是以性行为（不洁性交）为主要传播途径的性病。

根据病原体的不同，非淋菌性前列腺炎主要有以下3种。

一是支原体和衣原体性前列腺炎，这种前列腺炎与普通细菌性前列腺炎在病理改变和临床表现上极为相似。患者常常觉得尿频、尿急、尿痛，会阴部和下腹部疼痛不适。此类病原体感染用一般的检查方法是难以确诊的，必须通过使用专门的仪器设备，进行支原体和衣原体的培养，方能找到病原体，从而明确诊断。

二是滴虫性前列腺炎，滴虫通常寄生在女性的阴道内，男子通过性交而发病，首先侵犯尿道，然后再扩散到前列腺，也可以侵及精囊。一旦发病症状都比较严重，除尿路刺激症状外，还可出现尿道黄稠分泌物等。

三是真菌性前列腺炎，实际上是一种前列腺组织的真菌感染，主要致病菌是白色念珠菌，症状与细菌性前列腺炎也有许多相似之处，少数病人可出现血尿等，进一步检查可以发现，在身体的其他部位（如口腔、尿道等）也常有真菌感染的存在；尿液和前列腺液中可见到假菌丝及孢子，真菌培养能找到致病真菌。

·慢性前列腺炎为何会引起性功能障碍?·

很多慢性前列腺炎患者会出现不同程度的性功能障碍,如遗精、性欲下降、阳萎、早泄等,这主要是与前列腺炎症刺激有关,而与阴茎勃起的神经血管功能关系不大。因此,有必要了解性功能减退与慢性前列腺炎的关系。

慢性前列腺炎患者由于长期的肉体与精神症状所产生的心理压力,导致精神抑郁,从而导致性欲降低。还有一部分患者由于性兴奋时前列腺充血会使会阴部疼痛加重,产生射精痛和早泄而影响性欲;当然,前列腺炎症也会造成性敏感性增强,导致早泄和遗精。久而久之使患者认为自己性功能有问题,最终发生性功能障碍。因此,慢性前列腺炎患者要了解有关医学知识,认识疾病,解除思想顾虑。应该安排适当的性生活,既不能长期禁欲,也不要频繁性交。长期禁欲会使性欲得不到宣泄而产生心理影响。况且,长时间禁欲也会使感染的前列腺液潴留在前列腺内,不利于炎症的治疗。因此,需要一定次数的性生活,既可以排出感染的前列腺液,也有利于增加前列腺的血液循环、促进炎症的吸收。当然,也不能频繁性交,频繁性交回造成盆腔反复充血,加重前列腺炎症反应和局部症状。

·前列腺结石是如何形成的?·

人体的胆道和尿路(肾、输尿管、膀胱)容易生结石,这是人们普遍都了解的,因为,胆结石和尿路结石十分常见,而像陈先生所做超声提示前列腺钙化,即前列腺内长结石,这是如何形成的呢?

前列腺结石是指在前列腺组织内形成的结石,而不是由肾脏、输尿管或膀胱内移动下来的结石。有时,前列腺结石可以穿破前列腺尿道的黏膜进入尿道,从而使病情更为复杂。

形成前列腺结石的原因目前还不太清楚,可能性较大的因素有以下3种情况。

(1)前列腺液中会有多种无机盐类物质,如钠、钾、钙、碳酸氢盐及蛋白质和淀粉等有机物。通常认为,当淀粉有碳酸钙沉淀形成淀粉颗粒后,就可能与前列腺液中的胆固醇相混合,形成结石的核心。这时,如果有一些无机盐类物质沉积在上面,就会形成前列腺结石。

（2）前列腺的慢性炎症可以使腺泡扩张,排泄管狭窄,一些细菌、增生组织及小血块中的盐类物质,因前列腺液的淤积而保留在前列腺组织内,也会形成结石。

（3）前列腺增生时,腺管内压力增加,腺管扩张,腺体内的分泌物淤滞,使一些易于诱发结石的成分沉积于前列腺组织内,加速了结石的形成。

根据上述分析可以看出,前列腺结石的形成不仅要有一定的外在因素,还需要一段较长的时间。因此,前列腺结石多发生于老年患者,而且在原有慢性前列腺炎与前列腺增生的患者更容易发生。另外,还有部分患者具有"结石形成"的特殊体质,这类患者通常在身体的其他脏器内也容易生长结石,当然前列腺内结石的形成也就可想而知了。

·前列腺结石有哪些症状？除超声检查外还有哪些检查方法？·

前列腺结石患者大多无症状,即使有症状,也缺乏特异性。此类患者常常同时伴有慢性前列腺炎或前列腺增生,而出现相应的临床表现,一些比较严重的患者可以有局部疼痛的特点,如大便时肛门疼痛加重,一坐在硬木椅等硬座上则疼痛更加难忍。

要主动发现前列腺结石是有一定困难的,大多数患者往往是在对前列腺其他疾病进行常规检查或健康体检时才被发现的。

检查前列腺内有无结石的方法有多种,通常最简便的方法是直肠指诊,即医生用手指在直肠前壁触摸前列腺的大小、硬度、有无结节、压痛等情况。一般来说,前列腺内小的结石很难摸到,有时仅可摸到硬性结节,而较大结石或结石堆聚成团,并位于靠近直肠的部位时,直肠指诊可摸到,甚至摸到结石相互碰撞摩擦的感觉。在这种情况下,常常要做前列腺部位的X线摄片、CT扫描、超声检查。若在CT片上见有边缘不规则、大小不等,且分布在整个前列腺腺体内的致密影,方可做出前列腺结石病的肯定性诊断。

二、前列腺炎的检查与诊断

·"尿道口滴白"可以诊断为前列腺炎吗？·

"尿道口滴白"是指男性在晨起时发现内裤上有污秽物或尿道口有白色分泌物；患者排尿终末时，尿道口滴几滴白色的液体。造成尿道口滴白是由于前列腺有炎症时前列腺分泌比平时更多的前列腺液。当精囊内滞留了太多的前列腺液，随排尿刺激，就会有一部分前列腺液经射精管溢出而留到尿道。"尿道口滴白"是前列腺炎的一个常见症状，但并不是"尿道口滴白"就一定是前列腺炎。因为，正常人前列腺液积聚过多而没有及时排除，尤其是长期禁欲后，在排尿或排便时由于前列腺平滑肌的收缩或前列腺受到挤压，就会造成前列腺的溢出，出现"尿道口滴白"。

·慢性前列腺炎患者应该做哪些检查？·

陈先生在第一次急性发病时，医生没有给他做什么检查，而第二次做了好几项检查，这些检查都是必需的吗？这些检查又有什么意义呢？

由于慢性前列腺炎症状比较复杂，临床表现各不相同，因此，要弄清楚是否是慢性前列腺炎，必须做以下检查。

1. 直肠指诊　慢性前列腺炎直肠指诊会触及前列腺表面不光滑，软硬不均匀，有的患者有前列腺触痛。长期炎症会使得前列腺腺体纤维化，体积变小。

2. 前列腺液检查　这是诊断慢性前列腺炎的主要依据。通过对前列腺的按摩，取得前列腺液进行检查和细菌培养。如果前列腺液中白细胞计数 > 10 个/HP，卵磷脂小体减少，就可以诊断为慢性前列腺炎。细菌培养主要鉴别其是细菌性还是非细菌性前列腺炎。有些前列腺按摩并不一定能取得前列腺液，临床通常采用前列腺按摩前和按摩后尿常规中的白细胞的明显变化（即两杯法），就应该高度怀疑前列腺炎。前列腺液是精液的一部分，通过精液的检查及细菌培养也可以作为诊断慢性前列腺的依据。

3. 超声检查　慢性前列腺炎超声图像改变并不明显, 主要表现是前列腺内部回声不均匀, 常合并有前列腺钙化。不能作为诊断依据。

· 怎样评价慢性前列腺炎疾病程度及治疗效果？·

为了客观评价患者疾病的一种程度及治疗疗效, 20世纪90年代美国国立卫生研究院推出慢性前列腺炎症状指数表（NIH-CPSI表）, 该表在临床广泛使用, 非常实用, 同时也使广大慢性前列腺炎患者受益匪浅（表4-1）。

表4-1　NIH-CPSI表

慢性前列腺炎症状指数（CPSI）——疼痛或不适										
（1）在过去1周, 下述部位有过疼痛或不适吗？										
a. 直肠（肛门）和睾丸（阴囊）之间即会阴部　　是（　）1分　否（　）0分										
b. 睾丸　　是（　）1分　否（　）0分										
c. 阴茎的头部（与排尿无相关性）　　是（　）1分　否（　）0分										
d. 腰部以下, 膀胱或耻骨区　　是（　）1分　否（　）0分										
（2）在过去1周, 你是否经历过以下事件？										
a. 排尿时有尿道烧灼感或疼痛　　是（　）1分　否（　）0分										
b. 在性高潮后（射精）或性交期间有疼痛或不适　　是（　）1分　否（　）0分										
（3）在过去1周是否总是感觉到这些部位疼痛或不适？										
（　）0分　a. 从不										
（　）1分　b. 少数几次										
（　）2分　c. 有时										
（　）3分　d. 多数时候										
（　）4分　e. 几乎总是										
（　）5分　f. 总是										
（4）下列哪一个数字可以描述你过去1周发生疼痛或不适时的"平均程度"？										
（　）	（　）	（　）	（　）	（　）	（　）	（　）	（　）	（　）	（　）	（　）
0	1	2	3	4	5	6	7	8	9	10
0表示无疼痛, 2～9依次增加, 10表示可以想象到最严重疼痛										

慢性前列腺炎症状指数（CPSI）——排尿
（5）在过去1周，排尿结束后，是否经常有排尿不尽感？ 　　（　）0分　a. 根本没有 　　（　）1分　b. 5次中少于1次 　　（　）2分　c. 少于一半时间 　　（　）3分　d. 大约一半时间 　　（　）4分　e. 超过一半时间 　　（　）5分　f. 几乎总是
（6）在过去1周，是否在排尿后2小时内经常感到又要排尿？ 　　（　）0分　a. 根本没有 　　（　）1分　b. 5次中少于1次 　　（　）2分　c. 少于一半时间 　　（　）3分　d. 大约一半时间 　　（　）4分　e. 超过一半时间 　　（　）5分　f. 几乎总是
慢性前列腺炎症状指数（CPSI）——症状的影响
（7）在过去的1周里，你的症状是否总是影响你的日常工作？ 　　（　）0分　a. 没有 　　（　）1分　b. 几乎不 　　（　）2分　c. 有时 　　（　）3分　d. 许多时候
（8）在过去的1周里，你是否总是想到你的症状？ 　　（　）0分　a. 没有 　　（　）1分　b. 几乎不 　　（　）2分　c. 有时 　　（　）3分　d. 许多时候
慢性前列腺炎症状指数（CPSI）——生活质量
（9）如果在你以后的日常生活中，过去1周出现的症状总是伴随着你，你的感觉怎么样？ 　　（　）0分　a. 快乐 　　（　）1分　b. 高兴 　　（　）2分　c. 大多数时候满意 　　（　）3分　d. 满意和不满意各占一半 　　（　）4分　e. 大多数时候不满意 　　（　）5分　f. 不高兴 　　（　）6分　g. 难受

1. 积分评定

疼痛(0～21分)：项目1～4得分相加。

排尿症状(0～10分)：项目5、6得分相加。

对生活质量影响(0～12分)：项目7～9得分相加。

2. 合计

症状严重程度(疼痛+排尿症状)：项目1～6得分相加。

——轻度　0～9分

——中度　10～18分

——重度　19～31分

总体评分：所有项目得分总和。

——轻度　1～14分

——中度　15～29分

——重度　30～43分

NIH-CPSI表具有稳定性、可重复性、高度辨别性和一定的心理测试性质，在一定程度上可以区别患者是否存在慢性前列腺炎，也可以评估患者存在的慢性前列腺炎症状或病情的严重程度。

三、前列腺炎的治疗

·慢性前列腺炎有哪些治疗方法？·

慢性前列腺炎在临床比较多见，病情容易复发，有些经过多处就医，四处奔波，花费千金，甚至有些疗效不佳的患者，出现精神症状。那么，慢性前列腺炎有哪些治疗方法呢？

1. 一般治疗　就是治疗过程中患者应该注意的问题和自己力所能及的自我保健。患者应戒酒，忌辛辣刺激食物；避免憋尿、久坐，注意保暖，加强体育锻炼；保持大便通畅；建立有规律的性生活。

2. 药物治疗　治疗慢性前列腺炎最常用的3类药物是抗生素、α受体阻滞剂和非甾体抗炎镇痛药，其他药物对缓解症状也有不同程度的疗效。这类药物的使用需要专业医生的综合评估才能给出精准的方案。

（1）抗生素：目前在治疗前列腺炎的临床实践中，最常用的一线药物是抗生素，但是只有约5%的慢性前列腺炎患者有明确的细菌感染。抗生素的选择需要根据细菌培养结果和药物穿透前列腺的能力。药物穿透前列腺的能力取决于其离子化程度、脂溶性、蛋白结合率、分子质量及分子结构等。常用的抗生素是氟喹诺酮类药物（如环丙沙星、左氧氟沙星和洛美沙星等）、四环素类（如米诺环素等）和磺胺类（如复方磺胺甲噁唑）。前列腺炎确诊后，抗生素治疗疗程为4～6周，其间应对患者进行阶段性的疗效评价。疗效不满意者，可改用其他敏感抗生素。前列腺内注射抗生素的治疗方法是无效的。

抗生素治疗大多为经验性治疗，理论基础是推测某些常规培养阴性的病原体导致了该型炎症的发生。因此推荐先口服氟喹诺酮类等抗生素2～4周，然后根据疗效反馈决定是否继续抗生素治疗。只在患者的临床症状确有减轻时，才建议继续应用抗生素。推荐的总疗程为4～6周。部分此型患者可能存在沙眼衣原体、解脲脲原体或人型支原体等细胞内病原体感染，可以口服四环素类或大环内酯类等抗生素治疗。并不是所有的慢性前列腺炎患者都需要采用抗生素治疗，具体选用何种抗生素或者是否需要选用抗生素，要听从医生的决定。

（2）α受体阻滞剂：能松弛前列腺和膀胱等部位的平滑肌而改善下尿路症状和疼痛，因而成为治疗慢性前列腺炎的基本药物。

可根据患者的个体差异选择不同的α受体阻滞剂。推荐使用的α受体阻滞剂主要有阿夫唑嗪、多沙唑嗪、萘哌地尔、坦索罗辛和特拉唑嗪等。对照研究结果显示，上述药物对患者的排尿症状、疼痛及生活质量指数等有不同程度的改善。α受体阻滞剂的疗程应在12周以上。α受体阻滞剂可与抗生素合用治疗慢性细菌性前列腺炎，合用疗程应在6周以上。

（3）非甾体抗炎镇痛药：是治疗慢性前列腺炎相关症状的经验性用药（如塞来昔布）。其主要目的是缓解疼痛和不适。

（4）植物制剂：在慢性前列腺炎中的治疗作用日益受到重视，为可选择性的治疗方法。植物制剂主要指花粉类制剂与植物提取物，其药理作用较为广泛，如非特异性抗炎、抗水肿、促进膀胱逼尿肌收缩与尿道平滑肌松弛等作用。常用的植物制剂为舍尼通。

（5）M受体阻滞剂：对伴有膀胱过度活动症（OAB）表现（如尿急、尿频和夜尿）但无尿路梗阻的前列腺炎患者，可以使用M受体阻滞剂（如托特罗定）治疗。

（6）抗抑郁药及抗焦虑药：对合并抑郁、焦虑的慢性前列腺炎患者，根据病情，在治疗前列腺炎的同时，可选择使用抗抑郁药及抗焦虑药。这些药物既可以明显改善患者情绪障碍症状，还可明显改善身体的不适与疼痛。可选择的抗抑郁药及抗焦虑药主要有三环类抗抑郁剂、选择性5-羟色胺再摄取抑制剂和苯二氮䓬类药物等。

（7）中医药：如翁沥通、前列安栓、泽桂癃爽胶囊、泌淋清胶囊或针灸治疗等。

慢性前列腺炎治疗种类繁多，这需要临床医生根据患者的具体情况选择合适的药物或者根据病情的变化不断调整药物的选择。但患者还需要心理调整。慢性前列腺炎患者，尤其久治不愈的患者往往精神负担过重，甚至出现人格特性的改变，表现为焦虑、失眠、抑郁、健忘、悲观失望甚至自杀倾向，这种消极的心理，不但对治愈疾病毫无用处，反而会加重疾病的症状。因此，患者应该知道慢性前列腺炎是可以治愈的疾病；医生也应该同情和关心患者的病痛，并应用适合的药物减轻患者的疾苦。

只有患者树立战胜疾病的信心、培养良好健康的生活习惯、消除不正确的猜测和疑虑、密切配合医生的治疗，慢性前列腺炎症状是会逐渐缓解的。

· 急性前列腺炎应该如何治疗？·

陈先生诊断明确后，经补液抗炎治疗3天后，尿频、尿痛症状就缓解了。因为症状缓解得快，以为痊愈了，没有再次复诊，后来复发了。急性前列腺炎应该如何治疗？

急性前列腺炎多由细菌感染引起,因此抗生素治疗是必要而紧迫的。由于患者就诊时难以明确是哪种细菌引起的前列腺炎,在治疗之前,医生需要对患者的血和尿进行细菌培养。在未得出具体培养结果之前,临床常选择前列腺内部药物浓度高的喹诺酮类抗生素。症状较轻的患者可口服抗生素2~4周。症状重、伴有发热的患者,可经静脉应用抗生素,待患者的发热等症状改善后,改用口服药物(如氟喹诺酮),疗程至少4周。

急性细菌性前列腺炎常有一些伴随症状。例如,伴有局部疼痛严重,需要应用止痛药物或局部抗炎药物(如肛塞吲哚美辛栓);伴尿潴留者可采用耻骨上膀胱穿刺造瘘引流尿液,也可采用细管导尿,但留置尿管时间不宜超过12小时;伴脓肿形成者可采取经直肠超声引导下细针穿刺引流、经尿道切开前列腺脓肿引流或经会阴穿刺引流。

虽然急性前列腺炎在有效的抗生素使用下,症状短时间内会被控制,但也有一些难以控制,则需要参考血、尿培养的药敏,选择敏感的抗生素。绝大部分患者急性前列腺炎症状能得到控制,但并不意味着急性前列腺炎得到治愈了。这是由多方面的原因导致的,主要包括以下方面:① 前列腺的位置较深,其排泄口与尿道、射精管、输精管相通,易受其他部位感染的影响,同时,一旦感染也会影响到其他部位;② 前列腺腺体较多,开口也多,排泄管弯曲而且长,前列腺液难以排出,同时,也易于细菌生长;③ 前列腺腺体之间有被膜隔开,形成"血前列腺屏障",使得药物难于穿透该膜达到前列腺体内,同时,局部的炎症瘢痕及前列腺液pH也会对药物活性有影响,使药物减弱。因此,急性前列腺炎在症状控制后,仍需坚持服药4~6周。

急性前列腺炎在及时、正确的处理下预后是很好的,绝大多数患者都能痊愈。临床治愈的标准有以下几点:① 自觉症状消失;② 触诊时前列腺压痛消失;③ 前列腺液镜检白细胞<10个/高倍镜视野,细菌培养阴性,并连续2次检查以上。

急性前列腺炎在治疗期间应注意多饮水,禁食辛辣刺激性食物,避免饮酒;保持大便通畅;急性炎症期禁忌房事,避免性兴奋,禁用尿道器械检查。

·慢性前列腺炎除了药物治疗还有其他治疗方法吗?·

慢性前列腺炎不仅有药物治疗,还有一些物理及手术治疗,但这些不是主要的治疗方式,往往是一些辅助治疗或者是药物治疗疗效差的可选择的治疗方式。

1. 热水坐浴　就是将热水置于盆内,温度控制为40～42℃,将肛门及会阴部浸入水中,时间15～20分钟,每天2次,长期坚持,可以改善症状,对促进康复有良好效果。这种操作简便,患者在家可进行,是治疗慢性前列腺炎的一个好方法。但由于热水坐浴可能对睾丸生精功能产生不良影响,故未婚未育的青年男性不建议进行这项理疗。

2. 前列腺按摩　是传统的治疗方法之一,适当的前列腺按摩可促进前列腺腺管排空并增加局部的药物浓度,进而缓解慢性前列腺炎患者的症状,联合其他治疗可有效缩短病程。对急性前列腺炎患者不能使用。

前列腺按摩具体操作方法:患者取胸膝位,医生将戴有手套涂有润滑油的示指插入肛门,用食指的腹侧分别由前列腺的两侧向前列腺中央的方向按摩和挤压数次,再由前列腺底部向尖部方向按摩和挤压,按摩后会有前列腺液排出尿道,随即患者就进行排尿,这样可以使积聚在尿道内的炎性分泌物随尿液排出。一般每周2～3次,持续2个月左右。前列腺按摩建议由医生操作,不建议无经验的患者朋友或配偶进行按摩。

3. 热疗　主要利用多种物理手段所产生的热力作用,增加前列腺组织血液循环,加速新陈代谢,有利于消炎和消除组织水肿、缓解盆底肌肉痉挛等。有经尿道、直肠及会阴途径应用微波、射频、激光等物理手段进行热疗的报道。短期内虽有一定的缓解症状作用,但尚缺乏长期的随访资料,疗效尚不能肯定。对于未婚及未生育者不推荐。

4. 手术治疗　对于慢性前列腺炎手术治疗很难起到治疗作用,仅在合并前列腺相关疾病有手术适应证时选择经尿道膀胱颈切开术、经尿道前列腺切除术。

·慢性前列腺炎为何难治?·

有一部分慢性前列腺炎确实比较难治,但这不等于治不好。只要查清病因、积极治疗、正确预防,就目前的医疗水平,是完全可以治好慢性前列腺炎的。

慢性前列腺炎难治主要有以下几个原因。

(1)慢性前列腺炎大部分为非细菌性,致病原比较复杂,难以采用针对性的药物;由于前列腺特殊的解剖特点,药物也难以到达前列腺内,影响了治疗效果。

(2)患者重视不够:患者对前列腺炎疾病认识不足,不能严格按时、连续用药。症状好转,就停止治疗,使感染反复发作。经过几次断断续续治疗,会使一些细菌产生耐药,使疾病更加难以治愈。有些患者自控力差,不能戒烟戒酒,常常久坐不起等不良生活习惯。

(3)不规范的治疗:有些前列腺炎患者有不洁性交史,处于种种原因不到正规医院诊治,寄希望于游医,轻信广告,盲信于偏方,甚至进行一些有创性治疗,结果使病情越来越复杂,治疗越来越困难。既造成心理压力,也带来经济负担。

(4)精神问题:患者的心理状况对慢性前列腺炎的预后有一定影响。虽然化验检查没有多大问题,但患者诉说症状很严重。总认为自己的了性病或者不治之病,常常会有失眠、头昏、多梦、记忆减退等精神问题,甚至严重会出现厌世、自杀倾向。因此,需要周围人及家属的理解,尤其要对患者进行耐心的说教和心理疏导,解除患者心理烦恼。

其实,慢性前列腺炎患者只要充分认识以上问题,密切配合医生治疗,努力消除不利因素,寻找自己慢性前列腺炎的"经久不愈"的原因,做到"有的放矢"的治疗,就一定能治愈慢性前列腺炎。

·前列腺结石应该如何治疗?·

前列腺结石的治疗可根据患者有无自觉症状和伴发疾病分无需治疗和需要治疗两种情况。

1. 无需治疗的前列腺结石　患者常常没有明显不适症状，既无会阴部不适，亦无排尿异常，而且结石小，数目少。此类患者常常可以与存留在前列腺腺体内的结石长期和平共处，不必管它，因为这种结石目前尚无特效药可治疗，因而服用那些无关紧要的药物就不必要了。患此疾病的人也不必为此而过多烦恼和担心，因为前列腺结石在许多情况下并不影响身体的健康，许多人发病10多年仍没什么变化。当然，并不是说发现了前列腺结石都可以不去管它，而须做定期检查，包括观察结石大小、数目、位置等有无变化。

2. 需要治疗的前列腺结石　常常是由于并发梗阻和感染，或者同时伴有前列腺炎及前列腺增生而需治疗。此时治疗的重点往往是伴发或并发疾病。对伴随前列腺增生的结石可行手术治疗，具体方法有3种：① 经尿道切除前列腺和结石，即经尿道插入一种特别的前列腺切除镜，在前列腺尿道外边观察边进行前列腺电切，这种方法可以将前列腺内的结石一并取出，临床最为常用，适用于年龄较轻者，可避免术后性功能障碍的发生；亦可用于年老体弱者，但有结石不易取尽、术后易复发等缺点。② 大而多发的结石伴前列腺增生可行耻骨上前列腺及结石一并切除术。③ 前列腺深部的多发结石可行经会阴前列腺（包括结石）切除术。对于伴感染者则可以抗感染和对症处理。

主要参考文献

何家扬. 男科病患者宜忌150条. 上海：第二军医大学出版社，2007：88-132.

那彦群，叶章群，孙颖浩. 2014版中国泌尿外科疾病诊断治疗指南. 北京：人民卫生出版社，2013：20-60.

孙颖浩，高旭. 前列腺疾病100问. 第三版. 上海：第二军医大学出版社，2013：122-202.

吴阶平. 吴阶平泌尿外科学. 山东：山东科学技术出版社，2004：1127-1140.

许克新，王焕瑞. 良性前列腺增生/良性前列腺梗阻手术治疗指征的思考-CUA指南对手术治疗指征的推荐恰当吗？现代泌尿外科杂志，2016，21（2）：84-86.

Louis R, Andrew C, Alan W, et al. Campbell-Walsh Urology(Tenth edition). America：Elsevier, 2011：2533-2687.

Chancellor MB. The overactive bladder progression tounderactive bladder hypothesIs. Int Urol Nephrol, 2014, 46：S23-S27.

De Nunzio C, Franco G, Rocchegiani A, et al. The evolution of detrusor overactivity after watchful waiting, medical therapy and surgery in patients with bladder outlet obstruction. J Urol, 2003, 169（2）：535-539.

Elmussareh M, Morrison T, Wilson JR. The changing practice of TURP. Stockholm：2014 EAU Annual Meeting, 2014.

Kimbs, Kimth, Hoyh, et al. Prostatic urethral length as a predictor for medical treatment failure of benign prostatic hyperplasia：prospective multi-center study. EAU, 2015, Abstract.

FadiHousami, Paul Abrams. Persistent detrusor overactivity after transurethal resection of prostate. Current Hroloqy Keports, 2008, 9: 284-290.

主 编 信 息

·基本信息·

张启发,男,42岁,上海中医药大学附属上海市中西医结合医院泌尿外科副主任医师。发表学术论文13篇,其中SCI文章2篇。主持完成科研课题3项,获市级科学进步奖1项、市级科技成果奖1项。

·擅长领域·

前列腺疾病、尿结石及泌尿生殖系肿瘤的微创治疗。

·门诊时间·

每周二下午,周五上午。